源自全球学校人文科学品质读物

皮肤的秘密

小多（北京）文化传媒有限公司○编著

艺术与科学探知系列

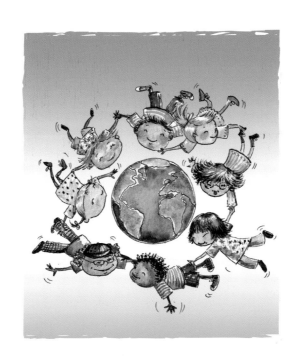

SPM 南方出版传媒·广东人民出版社

·广州·

图书在版编目（CIP）数据

皮肤的秘密/小多（北京）文化传媒有限公司编著. —广州：广东人民出版社，
2016.10（2019.5重印）
　（艺术与科学探知系列）
　ISBN 978 - 7 - 218 - 11091 - 2

Ⅰ. ①皮… 　Ⅱ. ①小… 　Ⅲ. ①皮肤—少儿读物 　Ⅳ. ①R322.99 - 49

中国版本图书馆CIP数据核字（2016）第179101号

Pifu De Mimi

皮肤的秘密

小多（北京）文化传媒有限公司 　编著

出 版 人：肖风华

责任编辑：马妮璐　段树军
封面设计：家上品牌×设计
责任技编：周　杰　易志华

出版发行：广东人民出版社
地　　址：广州市海珠区新港西路204号2号楼（邮政编码：510300）
电　　话：（020）85716809（总编室）
传　　真：（020）85716872
网　　址：http：// www.gdpph.com
印　　刷：天津画中画印刷有限公司
开　　本：889mm×1194mm　1/16
印　　张：3.25　字　数：60千
版　　次：2016年10月第1版　2019年5月第2次印刷
定　　价：36.00元

如发现印装质量问题，影响阅读，请与出版社（020-85716849）联系调换
售书热线：（020-85716826）

目录 Contents

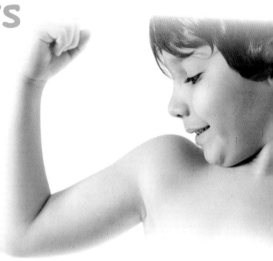

第2~3页

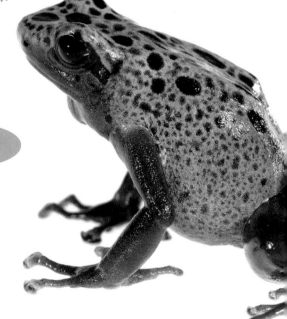

第6页

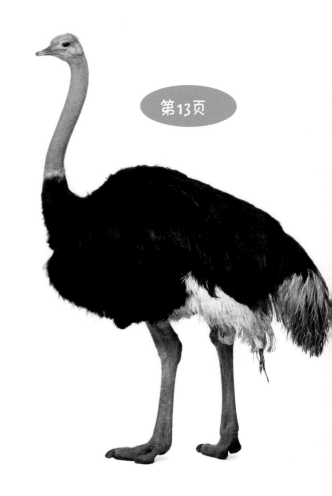

第13页

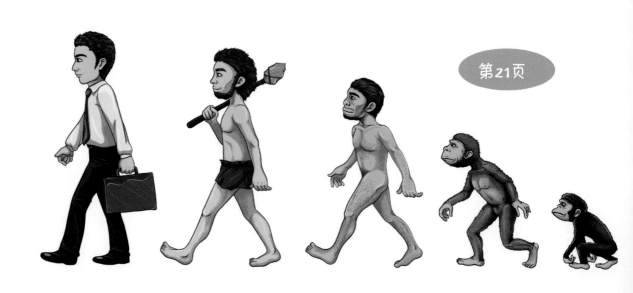

第21页

写在前面的话

　　走在任何一个国际大都市的街道上，如北京、上海、纽约、东京、巴黎，你可以看到各种肤色的人。因为肤色的不同，人类有了多元族群，有了对祖先的认知，有了自豪感，有时也会产生偏见和歧视。

　　如果知道皮肤究竟是怎么回事，人们就会更加平和地看待与生俱来的不同，也会以更开放的心态对待和自己肤色不一样的人。

　　在本书中，我们介绍了皮肤的生理性能，解释了它怎样调节体温，以保护你的身体，使身体不至于忽冷忽热；它里面的神经末梢赋予你触感，舌头上的专门神经让你品尝到人间百味；它还能保护你的内脏和肌肉。

　　本书还讨论了人类出现多种肤色的原因。虽然人们习惯用黑、白、黄、红等形容肤色，但其实没有人的肤色是纯正的黑、白、黄、红。关于这一点，你看看自己和朋友，以及街上"老外"的肤色就知道了，有的是像咖啡一样的棕色，有的是像桃子一样的粉黄色，有的是像焦糖一样的金褐色。

　　中国人的肤色差别不大，但在美国这个移民国家，肤色决定了人种。你知道，美国总统奥巴马的妈妈是白人，爸爸是黑人，可他认定自己是一个黑人。

　　我们不能凭借肤色来判断一个人的好恶、贤愚、举止好坏。但是，肤色可以引发我们思考：我是哪个肤色的人种？我的祖先来自哪里？

编者：比力

How Our Skin Works
神奇的皮肤

作者：鲁思齐

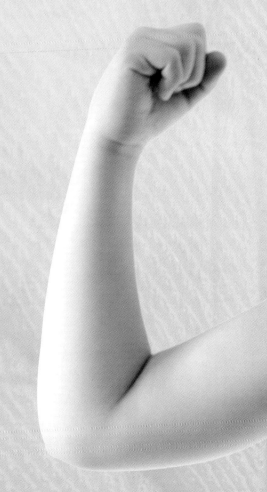

人体最大的器官

你知道在人体所有的器官里，最大的是哪一个吗？是嘴巴，还是大肠？是胃，还是心脏？都不是！人体最大的器官是皮肤！想不到吧？皮肤居然也是器官，而且还是人体最大的器官。

一个成年人的皮肤的重量占体重的 5%~15%，如果将皮肤铺开的话大概有 1.5~2 平方米。（这个面积是怎么算出来的呢？聪明的你思考一下吧。文章最后提供了 4 种不同的计算方法，虽然方法不同，但计算结果其实相差无几。）

有时我们会说一个人脸皮很厚，其实人体里最厚的皮肤并不是脸皮，而是脚后跟的皮肤，大概有

4 毫米左右。那么最薄的呢？是眼皮，不到 1 毫米。

皮肤的作用

作为人体最大的器官，皮肤的作用非常之多，最主要的有三大作用。

第一，皮肤是人体的保护层。一方面皮肤挡住外界的有害物质，比如它能够阻挡住过多的紫外线，同时又跟紫外线合成人体需要的维生素 D。皮肤还会阻止外界细菌侵入。另一方面，皮肤会保护身体内的体液、血液等，使之不流失到体外，使人体的内脏免受到外部的伤害。当发生轻微的撞击时，皮肤就像海

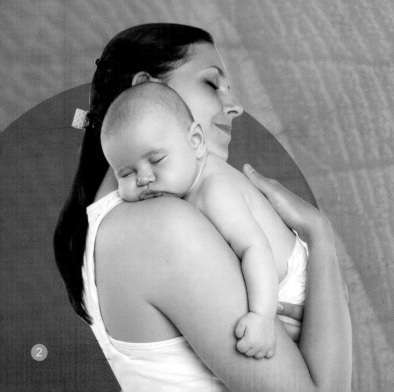

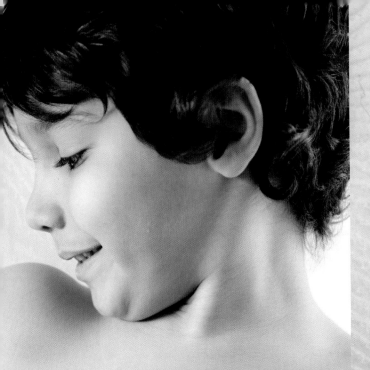

皮肤的模样

皮肤一共有三层。

最外面的是表皮，新的皮肤细胞在表皮的最底层不断生成，皮肤细胞生成后会缓慢移到表层，这个旅程大约需要两周到一个月的时间。在新细胞往上移动的过程中，老细胞会逐渐死去。你看到的皮肤细胞，其实已经死了，又叫角质层。别看角质层是死细胞，它却保护了我们的身体。角质层很快就会悄无声息地脱落，每一分钟大约会有3万~4万的死皮细胞从我们的皮肤表层脱落。表皮中大概95%的细胞在努力地工作，生成新的皮肤细胞。那么另外的5%呢？他们会生成黑色素，决定皮肤的颜色。黑色素越多，皮肤颜色越深，反之则越浅。

表皮下面是真皮。真皮包含神经、皮脂腺、汗腺和血管。触觉的产生就是因为神经的存在，当你抚摸一个东西的时候，真皮中的神经会传递信号到大脑，大脑会立刻对你摸的是软软

绵起到缓冲作用，这样内脏就受到了保护。

第二，皮肤能让人体保持 37℃ 左右的恒温。夏天天气很热的时候，皮肤内的汗腺会分泌汗液，汗水蒸发带走部分热量，人的体温就会降低。排汗还有另外一个作用，就是把人体内的毒素排出去。在寒冷的冬天，走到室外我们会打寒战，肌肉通过寒战产生热量，你可能会问，如果我一直在室内既不冷又不热，那还需要皮肤的自动调温功能吗？这是个很有意思的问题。我的回答是我们要到室外去多活动，夏天要出汗，冬天也要打寒战，这样不断地使用并锻炼自然赋予我们的本能，身体才会越来越强壮。你觉得呢？

第三，皮肤上的神经给人体带来了触觉。当我们拥抱的时候，触觉神经就会发射信号到大脑，让我们感觉到温暖。当我们挨打的时候，皮肤上的神经会传递信号到大脑，我们就会感知疼痛。

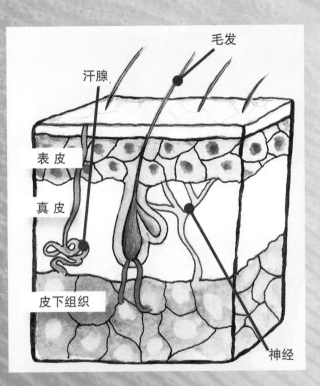

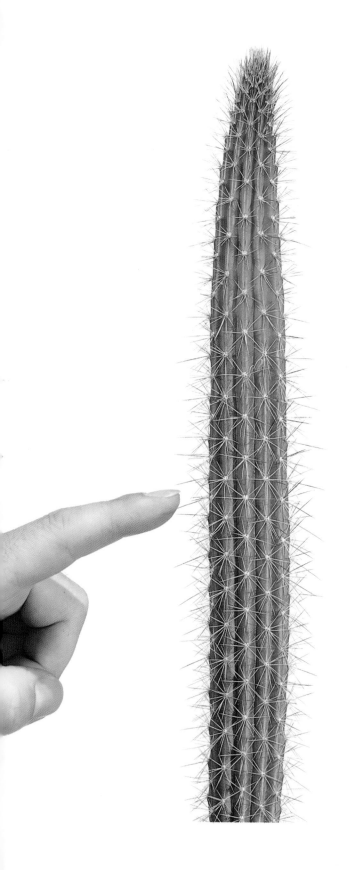

的小狗还是硬硬的石头作出判断。当手碰到一个装着热水的玻璃杯时，我们会不假思索地把手拿开。真的是不假思索吗？其实这个简单的动作，却是一个完整的流程：神经末梢发射信号到大脑——烫！大脑立刻做出指令到肌肉——把手拿开。

汗腺通过毛孔排汗，油脂腺分泌的皮脂是天然的护肤油。血管中的血液起着传送氧气、营养和运走废物的作用，让皮肤细胞保持健康。老人家手背上的淡绿色血管很清晰，那是因为随着年纪渐长，真皮层会越来越薄。

皮肤的最底层是皮下组织，皮下组织大部分是脂肪，起着保暖和缓冲的作用。皮肤的毛囊也位于皮下组织，汗毛就是从毛囊上长出的。除嘴唇、手心和脚底外，人的全身布满了毛囊，也就是全身长满了或长或短、或粗或细的汗毛。

皮肤的各部分各司其职，保护着我们的身体，让我们保持健康。

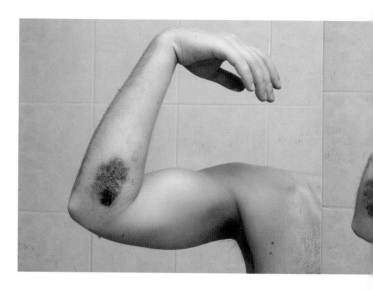

肘部的伤口在3周内逐渐复原

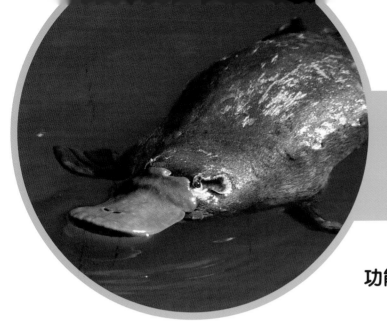

有的哺乳动物并不属于严格定义上的恒温动物。比如鸭嘴兽，它的体温就会随外界温度变化，但它同时又可以通过新陈代谢调节体温

功能各异的动物皮肤

从总体上来讲，动物分为温血动物和冷血动物，也叫恒温动物和变温动物。

哺乳动物和鸟类是恒温动物，因为它们能够通过自身调节保持比较恒定的体温。皮肤、毛发和羽毛都会帮助恒温动物调节体温，鸟类就是通过羽毛来调节温度的。春天，气温升高，鸟儿们就会脱掉一些羽毛，准备迎接炎热天气的到来。

除哺乳动物和鸟类外，其他动物大部分都是变温动物，此类动物的体温会随着环境温度的变化而变化。很多我们日常见到的动物都是变温动物，比如鱼、蛇、乌龟、昆虫等。

皮肤的再生

每分每秒，老的皮肤细胞静静脱落，新的皮肤细胞不断生成。每两周到28天皮肤就会更新一次，这就是皮肤的新陈代谢功能。

那么皮肤损伤之后还能修复吗？如果受伤的只是表皮，几天之后就长好了。比如我们不小心割破手，如果伤口很小很浅的话，通常一周内，皮肤就会完好如初。如果皮肤受的损害比较大且深，就需要花更多的时间来复原。更严重的可能需要植皮手术来修复。

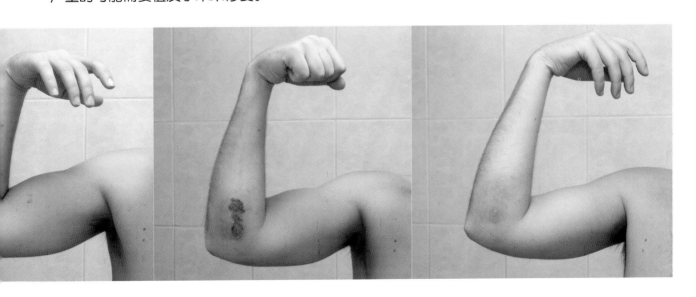

对于在水中生活的动物，皮肤的作用非常之大——可以减少水的阻力、保护自己等，有的鱼类还能通过皮肤进行呼吸。

大部分在水中生活的生物，表面看起来都很光滑，这样可以减小水的阻力。比如鲨鱼，皮肤看起来非常光滑，摸起来却像砂纸，这是因为鲨鱼的皮肤布满了细小的鳞片，这些细小的鳞片会帮助鲨鱼把水的阻力减到最小。现在比赛中禁用的鲨鱼皮泳衣就是模仿鲨鱼的皮肤做成的，它可以极大地减少游泳运动员在水中受到的阻力。

经过数百万年的演化，鱼类慢慢演化为两栖动物，生活的范围从水中转移到陆地，它们又面临新环境的挑战——干燥、日晒和新的敌人等。为了适应环境，动物的皮肤又衍生出新的作用：

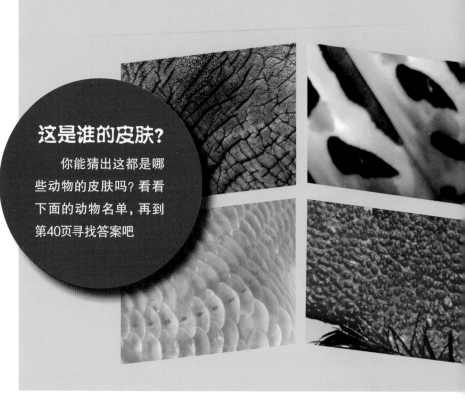

这是谁的皮肤？

你能猜出这都是哪些动物的皮肤吗？看看下面的动物名单，再到第40页寻找答案吧

蛇，一年会蜕皮多达三次至四次，因为蛇最外面的鳞片不会随着身体的长大而长大，所以每隔两三个月，蛇都会蜕皮。这时蛇会到石头或者树旁边摩擦，蜕皮从头部开始，就像我们脱袜子一样

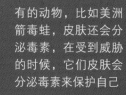

有的动物，比如美洲箭毒蛙，皮肤还会分泌毒素，在受到威胁的时候，它们皮肤会分泌毒素来保护自己

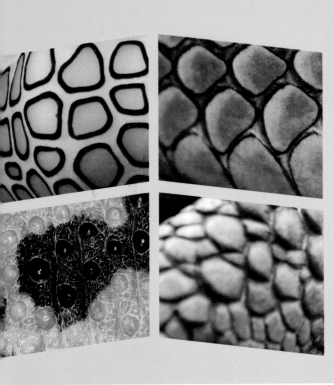

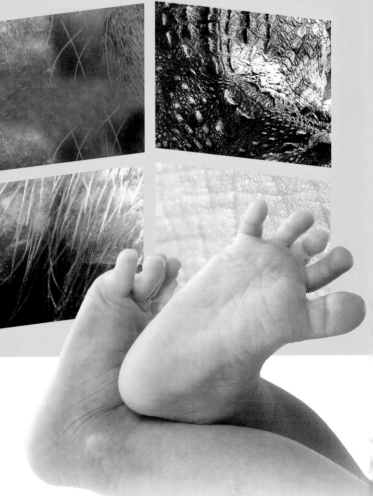

保护色、保持干燥、呼吸以及增加摩擦力等。两栖动物既没有爬行动物那样的鳞片，也没有鸟类的羽毛，它们的皮肤裸露在外面。皮肤除了起到保护色的作用，还有呼吸的作用，50%的呼吸交换是通过皮肤完成的。

对于爬行动物，皮肤的主要作用是保持身体干燥（防水）和产生摩擦力，帮助爬行。爬行动物的皮肤非常厚，有的长着鳞片，比如蛇、蜥蜴、鳄鱼。

动物界著名的变色龙，它们皮肤的变色既能自我保护，又能传递信息和"心情"。通常，心情好，安静的时候，变色龙就是绿色使者，身披绿色皮肤；如果变色龙想向同伴示威，颜色就会变得很明亮。

美国纽约康奈尔大学生物学系的安德森教授对变色龙变色的原因进行了详细的解释。变色龙的皮肤有三种不同的色素细胞，从深到浅分别是载黑素细胞、鸟嘌呤细胞、控制黄色素

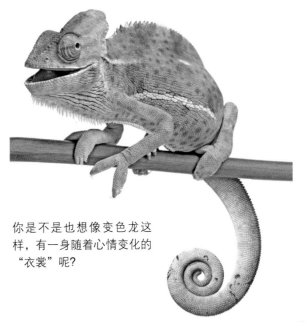

你是不是也想像变色龙这样，有一身随着心情变化的"衣裳"呢？

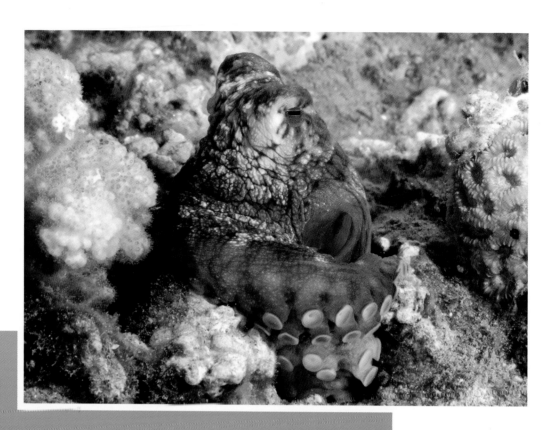

动物皮肤跟人类皮肤一个很大的不同就是有隐藏作用。比如八爪鱼，会在受到袭击的时候迅速变成珊瑚的颜色，迷惑捕猎者。图中一只小八爪鱼变了颜色躲在鹿角珊瑚当中

和红色素的最外层细胞，这些不同的色素细胞会在神经的控制下在各层进行交替收缩和舒张，变色龙的颜色也就随之变化了。你是不是也想要一身随着心情而变化的衣裳呢？

哺乳动物的皮肤除了跟人类的皮肤一样具有保护、调节体温和触觉的作用，还具有伪装和警告的作用。

为什么夏天常常会看到狗一直吐着舌头呢？因为狗虽然是一种恒温动物，但是它们没有汗腺，不能像人类一样通过皮肤排汗带走热量，而是通过喘气和口水来排汗散热，进而降低身体温度。奔跑速度最快的猎豹也没有汗腺，所以它们每跑 3 分钟，就要停下来，否则会因为身体过热而死。

从水生动物到陆生动物，皮肤也随之

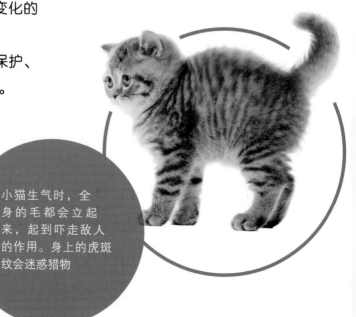

小猫生气时，全身的毛都会立起来，起到吓走敌人的作用。身上的虎斑纹会迷惑猎物

演化成不同的样子，起不同的作用。除此之外，动物世界绚丽多彩的皮肤也给摄影师和设计师带来了无尽的灵感。深受众人喜爱的豹纹图案，就是其中一例。你可以看看妈妈的衣柜，里面有没有豹纹的衣服、围巾或者鞋子呢？

植物的皮肤

植物的表皮即植物的皮肤，是包裹着植物的根、茎、叶、花和果实表面的细胞。表皮起到了保护的作用——保持植物水分、防止外界微生物入侵，此外还能跟外界进行水、气体等养料的交换，比如根部的表皮能吸收水和矿物质。植物表皮包括表皮细胞、气孔和毛茸。

我们看到的通常是植物表皮的角质层，叶子的角质层最明显。植物角质层的外面通常会包裹一层蜡，特别是在新生的嫩芽上，白白的绒毛，就是角

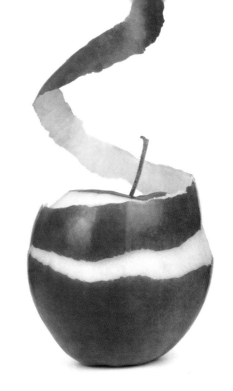

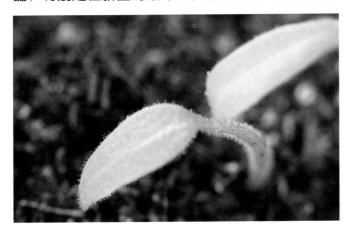

质层上的蜡。角质层可以防止水分流失。比如仙人掌，它的叶肉非常厚，就是为了适应干旱的环境。

植物的叶子表面有很多气孔，二氧化碳通过气孔进入，经过光合作用后，氧气通过气孔排出。这就是为什么我们在树和植物很多的地方会感觉到空气很清新。除作为光合作用的通道外，气孔还给水分的运输提供了动力。水分通过气孔蒸发，产生了吸力，植物根部吸收的水分就会被运输到叶子。一棵小小的植物内部其实有很强大而完善的水运输系统。

如何计算身体皮肤的面积？

从19世纪末，就有研究者用身高、体重等其他参数来计算人体的表面积，简称体表面积（BSA）。有时，在确定病人的药物剂量、热量需求等情况下，体表面积还会优于身体质量使用。尤其是在对肥胖症患者的诊断中，体表面积还会与身体代谢率联系起来。

为了免去直接测量，很多公式诞生了。你可以直接利用网上的工具计算，也可以利用一个简单的公式。

$$皮肤面积（米^2）= \sqrt{身高（厘米）\times 体重（千克）/3600}$$

Special Skins
天然屏障

作者：许晨暄

所有的脊椎动物都有皮肤。它们的皮肤有的厚有的薄，有的粗糙有的光滑。不少动物有特殊的皮肤，能帮助它们躲避天敌或危险的环境。

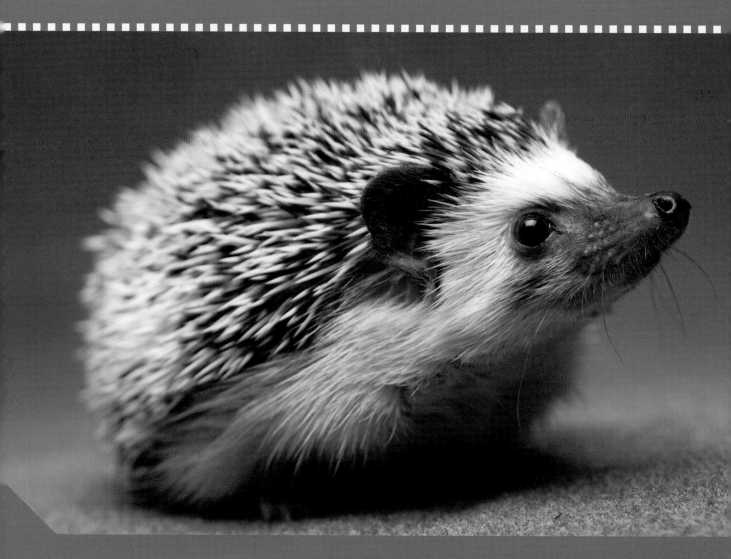

刺猬的皮肤上有近7000根硬刺。遇到敌人袭击时，刺猬的头朝腹面弯曲，身体蜷缩成一团，浑身竖起硬刺来包住头和四肢，这样袭击者就无从下手。

一些动物的皮肤则有助于它们藏身。比如，美洲变色蜥可以改变皮肤的颜色，与周边诸物浑然一体，这样就不会轻易被敌人发现。

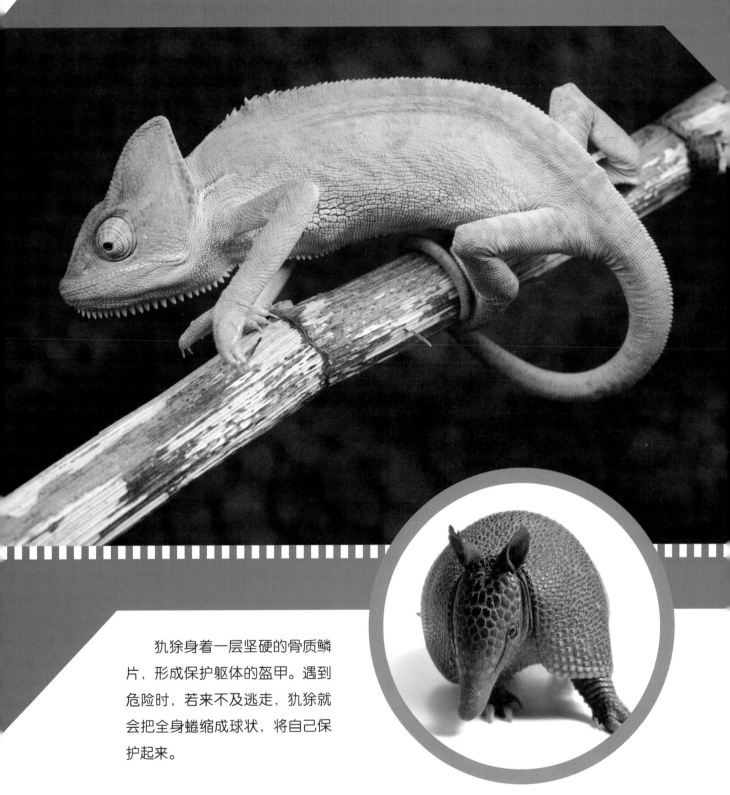

犰狳身着一层坚硬的骨质鳞片，形成保护躯体的盔甲。遇到危险时，若来不及逃走，犰狳就会把全身蜷缩成球状，将自己保护起来。

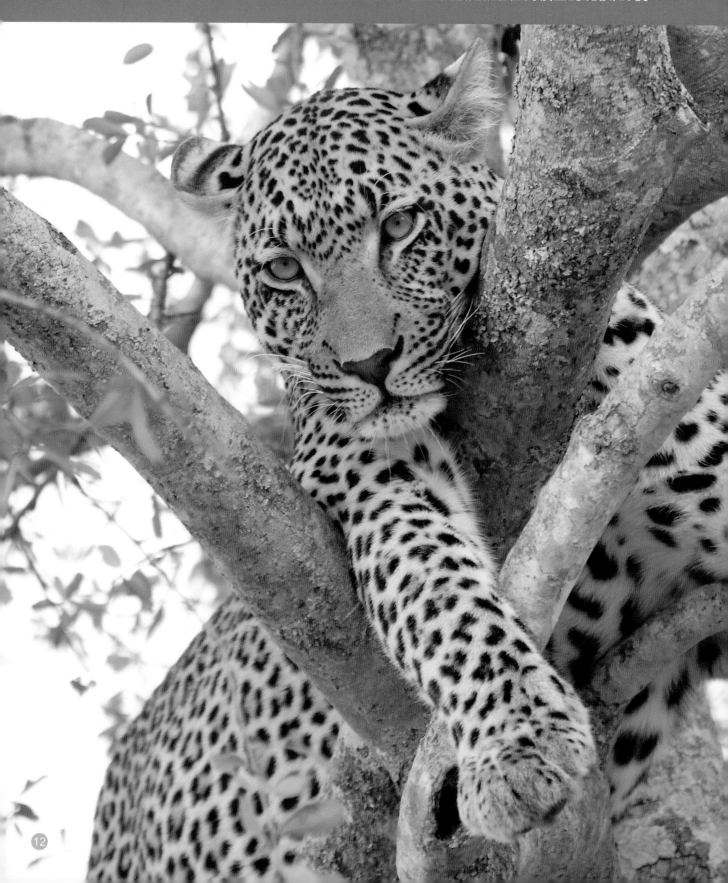

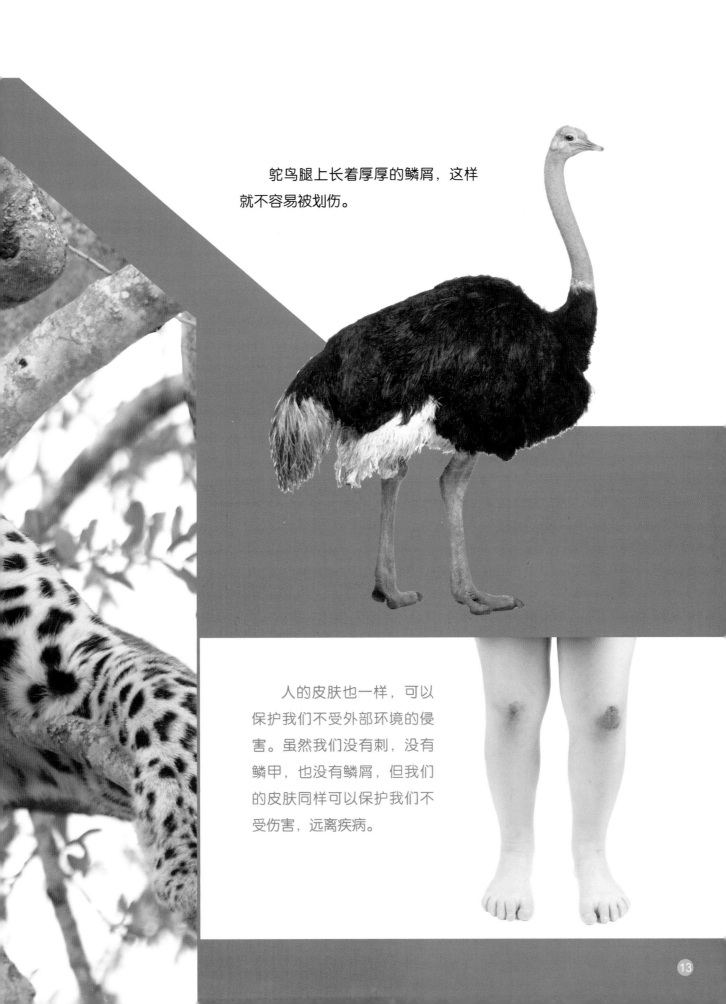

鸵鸟腿上长着厚厚的鳞屑，这样就不容易被划伤。

人的皮肤也一样，可以保护我们不受外部环境的侵害。虽然我们没有刺，没有鳞甲，也没有鳞屑，但我们的皮肤同样可以保护我们不受伤害，远离疾病。

The Magical Patterns
若隐若现的图案

作者：冯迪

大自然常常呈现出不可思议的面貌，如在许多地方展示出奥妙的色彩和花样——桃心斑纹的乌龟，不用张嘴就能做出惊讶表情的小猫，天生带数字的牛。这些花纹既新鲜又有趣，但并非只为了好看，它们还关系到生物生存呢！

我们知道，优胜劣汰是大自然残忍的规则，如果想在地球上活下去，并且让子孙繁衍，没有几个生存绝招是不行的，有些物种的绝招就在身上的图案里。

伪装

一部分动物和植物以"伪装自己，欺骗别人"为生存原则，通过改变身上的图案来保护自己。它们动用这项技能一般是出于两个目的。第一，迷惑敌人。当需要躲避捕食者追杀的时候，它们就会伪装成周围事物的颜色，从而迷惑天敌，避免被猎杀。比如，装饰蟹可以改变背部的形状和条纹，伪装得近似周围的海藻和石头。还有叶虫，外形极像两片合并的树叶，更令人不可思议的是，一些叶虫居然在身体边缘伪造的咬痕，更能

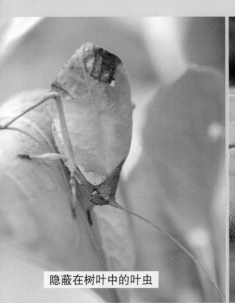
隐蔽在树叶中的叶虫

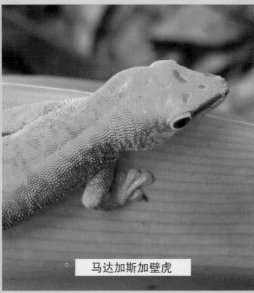
马达加斯加壁虎

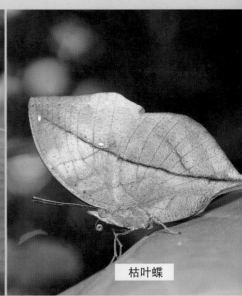
枯叶蝶

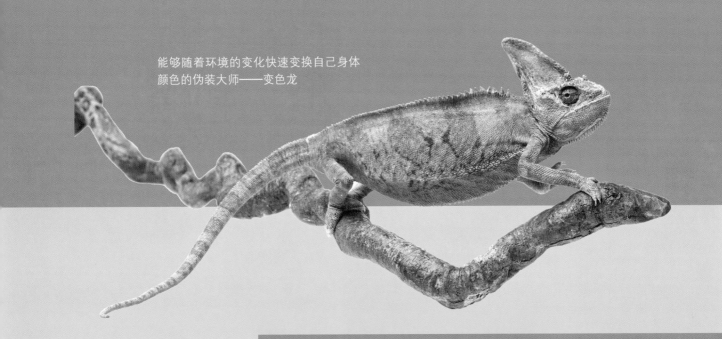

能够随着环境的变化快速变换自己身体
颜色的伪装大师——变色龙

迷惑敌人。第二，捕猎。有
些动物的伪装是用来迷惑猎
物的，比如花豹利用身上的
斑点隐蔽，好随时发起进攻；
海葵利用酷似植物的外形作
掩护而捕捉食物。

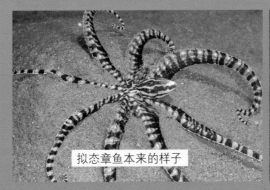

拟态章鱼本来的样子

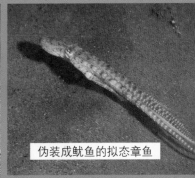

伪装成鱿鱼的拟态章鱼

在自然界，伪装的技能还只是属于低级技能，有的动物可
以变换成另外一个物种的模样来保护自己，这种技能叫作拟态。

拟态章鱼是拟态界的大师。它属于章鱼的一种，1998 年才
被人类发现，目前居住在东南亚的苏拉威西岛海域。拟态章鱼
的拟态能力非常厉害，它靠复杂的肌肉网络控制皮肤上含有色
素细胞色袋的收缩，来实现变色和改变皮肤质地。它能伪装成
海蛇、水母、狮子鱼、海葵、比目鱼等动物，而且变换速度极快，
在几秒钟之内你就找不到它了。

动物拟态一般是为了保护自己，避免被天敌吃掉，而布谷

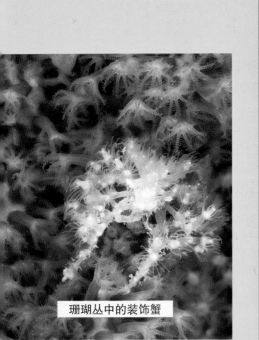

珊瑚丛中的装饰蟹

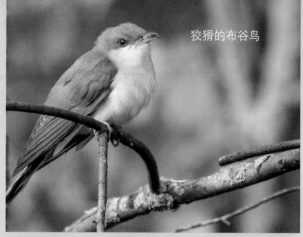

狡猾的布谷鸟

鸟则是为了下一代存活，也可以说它们很懒。在春夏换季之时，大部分鸟类建起鸟巢准备产蛋，养育后代，布谷鸟也是飞来飞去地选择地方，不过不是自己建巢，而看别人的巢。只要巢主一离开，布谷鸟就一跃而起，直接在别人的巢里生蛋，再把巢主的蛋叼走几个，前后不到一分钟。布谷鸟产下的蛋往往与巢主的蛋大小、颜色近似——这就是拟态——巢主回来后也不会发现异常，它会像照顾自己的蛋一样照顾布谷鸟的蛋。

哪一个是布谷鸟蛋？

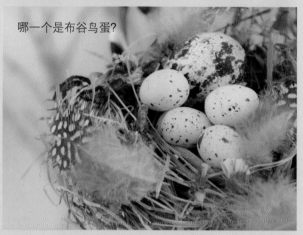

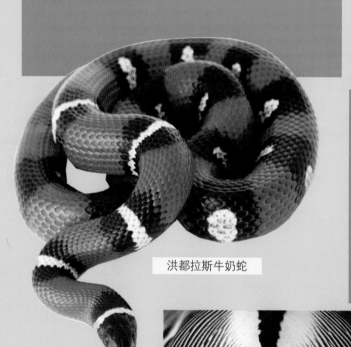

洪都拉斯牛奶蛇

斑马屁股上的图案就是错综复杂的艺术作品

恐吓

动物们还可以利用身上的图案相互交流。它们可以通过图案识别对方。比如每匹斑马身上都是独一无二的条纹，就好像人类的指纹一样，它们可以通过条纹在族群中分辨彼此。

动物身上的图案还会发出警告。比如洪都拉斯牛奶蛇身上的黑色、红色的条纹仿佛在告诉你"危险"。其实这只是一种假象，这种蛇没有毒，不过它们身上的条纹会吓跑捕食者，因为它们看起来跟剧毒的玉米蛇很像。还有一种凤蝶毛虫，它的头部有个大大的眼睛，这不是它们真正的眼

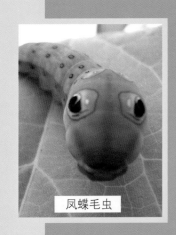

凤蝶毛虫

睛，只是花纹，它们利用这对巨大的眼睛斑点吓退捕食者，让敌人误以为是一条蛇。

交配

吸引异性也是动物图案的一大功能。大部分雄性动物的花纹比雌性的好看，比如我们熟悉的孔雀。一到交配季节，雄孔雀看到喜欢的雌孔雀时，就会开屏展示它美丽的羽毛，吸引对方关注。天堂鸟（也叫极乐鸟、风鸟）是一种美丽的鸟类，它们披着一身艳丽的羽毛，还有一对长长的大尾羽。当雄鸟求偶时，它们竖起身体两侧的金黄色绒毛，抖开全身艳丽似锦的羽毛吸引雌鸟。这些动物求偶时都会刺激身体中的性激素，让羽毛更加灿烂夺目。

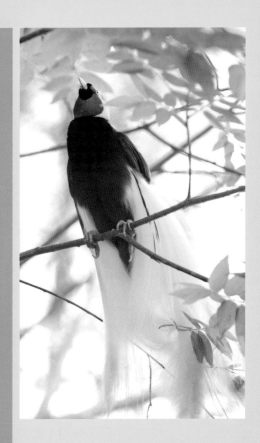

巴布亚新几内亚的天堂鸟

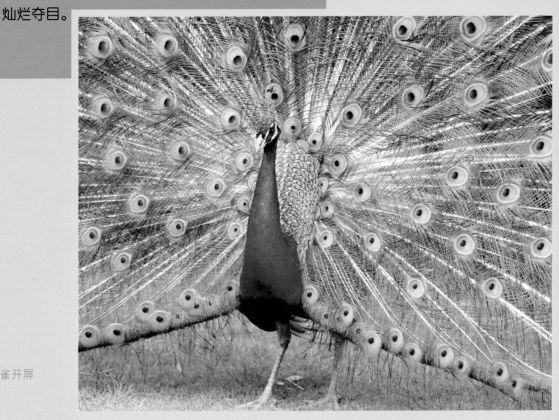

孔雀开屏

Why Do We Have Different Skin Color
人的肤色为什么不相同

作者：孙辉

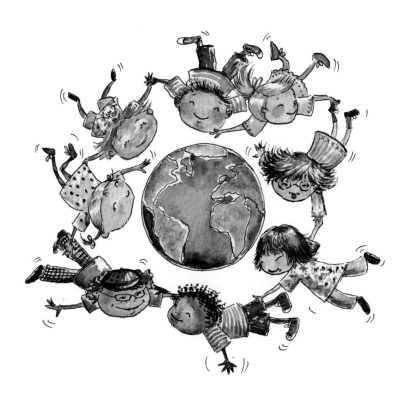

色甚至纯黑色的优黑素。皮肤颜色的深浅由黑色素的数量和黑色素的种类两个因素决定。肤色较深的人，优黑素生成得多；肤色较浅的人，褐黑素生成得多。

那么皮肤中黑色素的种类又是由什么决定的呢？大部分人的肤色都与他们爸爸妈妈的肤色接近。比如，如果爸爸妈妈都是深褐色皮肤，他们孩子的皮肤很可能也是深褐色。可是，如果爸爸妈妈肤色不同，一个是浅棕色，另一个是深褐色，这时，孩子的肤色可能是其中的一种，或者是两种

人类的肤色深浅不一，大致来说，从赤道到南北两极，人的肤色是由深变浅的。为什么会这样呢？

黑色素为我们上色

人的肤色之所以会有不同，是因为人的身体里有一种特别的细胞，叫黑素细胞，分布在人的皮肤和眼睛的葡萄膜中。无论肤色深浅，每个人的皮肤中都拥有数量基本相同的黑素细胞。黑素细胞专门产生一种叫黑色素的特殊色素，黑色素决定了人们的皮肤、头发和眼睛的颜色。

黑色素分为两种——呈黄红色的褐黑素，以及呈深褐

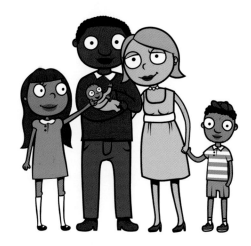

在这样的家庭里，小宝宝出生时，可以玩"猜猜看"游戏——看谁能猜对宝宝的肤色

颜色的混合。

黑色素保护我们的皮肤

　　对于人体来说，黑色素还有一个非常重要的作用——阻挡阳光中的紫外线。过多的紫外线会对人体造成伤害。

　　紫色光是可见光中波长最短的，而紫外光的波长比紫色光更短，并因此得名，当然肉眼是看不到紫外线的。按照波长从长到短，紫外线又分为长波紫外线（UVA）、中波紫外线（UVB）、短波紫外线（UVC）。地球的臭氧层能够阻隔97%~99%的紫外线辐射，到达地球表面的紫外线98.7%是UVA。UVA威力强大，能够穿透云层，透过玻璃照到室内和车内，还可以继续穿透皮肤，皮肤出于保护自身的需要自动产生黑色素，随之皮肤会变黑，老化，出现皱纹。而且紫外线被皮肤吸收后，会破坏DNA，继而会引起细胞死亡或者致癌。

　　另外，人体需要适量的中波紫外线（UVB）来合成维生素D。维生素D会增强人的免疫力，

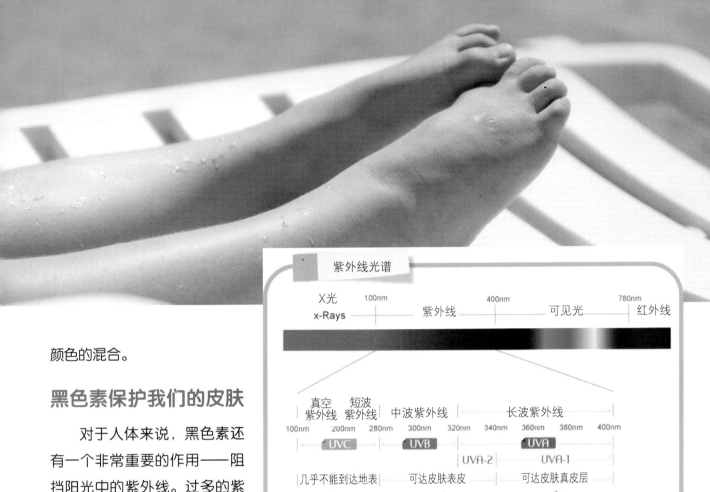

充足的维生素对人体是必不可少的，尤其是正在长个子的小朋友。

　　所以，皮肤一方面需要摄取紫外线(UVB)合成人体必需的维生素D，另一方面又要产生黑色素阻挡有害的紫外线（以UVA为主）。

是什么决定了黑色素的多少？

　　黑色素的产生跟光照的强弱直接相关。离赤道越近的地方，光照越充足，紫外线就越强，皮肤里的黑素细胞就会自行产生更多的黑色素，避免皮肤受到过多紫外线的伤害，所以在靠近赤道的非洲，人们的肤色偏黑。

　　而在寒冷的北欧地区，阳光没有那么强

烈，皮肤不需要产生那么多黑色素来抵挡紫外线，所以北欧居民的皮肤颜色很浅。甚至在欧洲最北部的国家芬兰，其国土有四分之一处在北极圈内，最北的地区每年冬天有51天不出太阳的极夜现象（数据来自维基百科）。

中国处于北纬53°（黑龙江漠河）和北纬4°（南海曾母暗沙）之间，既不像非洲阳光那么强烈，又不像南北两极那样阳光不足，所以人们皮肤的基调是黄色的。但是由于遗传基因、生活习惯、饮食习惯等因素的不同，即便同是中国人，我们的肤色也会略有差异。

总之，皮肤需要紫外线的帮助以合成人体必需的维生素D，但是过多的紫外线又会伤害皮肤。这样的博弈就产生了不同的肤色。

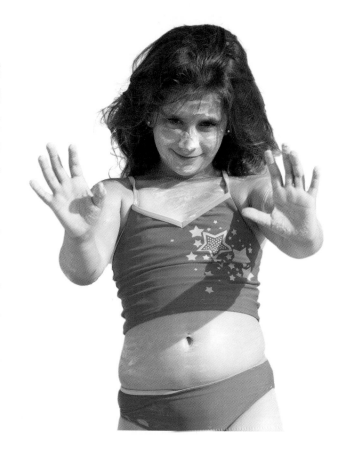

进化产生的彩色世界

如果你是亚洲人种，为什么即便你搬到

赤道附近居住，也不会越晒越黑，肤色变得跟当地人一样深呢?

这是因为黑素细胞只能产生比平常多一点点的黑色素。当光照过强，黑素细胞产生的黑色素无法完全阻挡有害的紫外线时，你就需要擦上防晒霜，

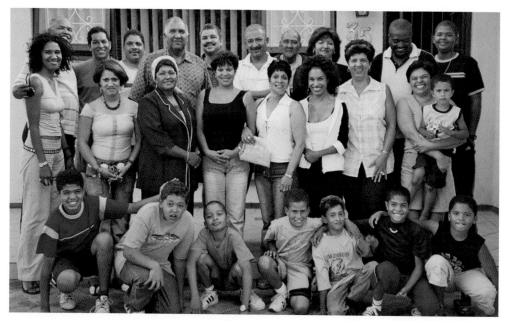

南非一家人的照片，显示不同的肤色

否则就会被晒伤。防晒霜就像人造黑色素，能够帮助我们抵挡紫外线对皮肤造成的伤害。

而我们现有的肤色种类，是人类千百万年进化的结果。我们体内黑素细胞能够产生多少数量、什么种类的黑色素，已经镌刻在我们的基因里。

祖先的肤色以及演化

有一种说法是人类起源于非洲。

2002年，科学家找到了导致肤色变化的基因，并研究了这些基因的演化和由基因演化引起的肤色变化过程。

科学家认为，人类远古的祖先是全身长毛的，覆盖皮肤的毛挡住了阳光，所以身体不需要产生黑色素，皮肤是浅色的，他们也像大猩猩那样生活，爬树吃野果，茹毛饮血。

大约在150万年前，祖先居住的地球环境产生了剧烈的变化——全球变暖。这种气候变化导致了地理环境和地貌的变化，其中包括非洲森林

的消失。根据达尔文的进化论，为了适应环境变化和生存需要，祖先的生活领域从树上转移到了草原上。全身的毛发在适应全球变暖的过程中渐渐褪去，慢慢裸露出的皮肤为了抵抗紫外线自动演化产生了黑色素，黑色素的增加让祖先的肤色慢慢由浅变深。

还有另外一种说法跟人类的繁衍有关。

叶酸对于人类的繁衍起着关键作用。孕妇在怀孕期间，需要足够的叶酸保证胎儿正常发育，如果孕妇体内没有足够的叶酸，胎儿畸形的风险就会大大增加。紫外线恰恰会破坏叶酸，人类出于自身繁衍的需要而产生黑色素来阻挡紫外线，经过漫长的演化过程，肤色逐渐变深。

肤色跟光照直接相关，光照的多少会让人体产生相应的黑色素，进而决定肤色深浅。回顾地球演变的历史长河，肤色是人类适应自然生存的结果。再过150万年，人类的肤色会发生什么变化呢？聪明的你，能告诉我吗？

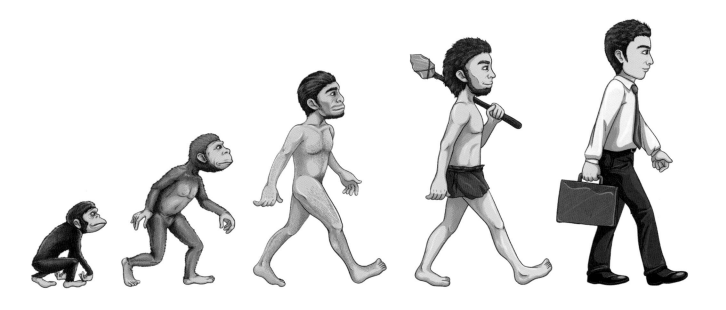

Lessons for Healthy Skin
美国小学的皮肤健康课

作者：陈妍嘉

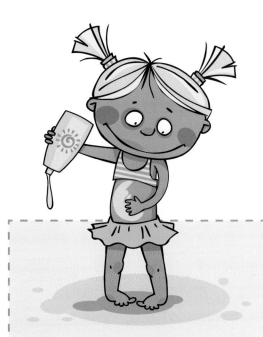

美国加州圣地亚哥小学三年级的小朋友，每星期都会上一门科学课。4月份第2个星期的科学课主题是"Sun"，介绍太阳和皮肤健康。在半个小时的课程中，老师先放映投影，告诉小朋友太阳中的紫外线对皮肤的影响，然后和小朋友一起动手制作会变色的紫外线探测小手链。

9岁的Adrian对于自己的作品非常满意，爱不释手，天天戴着。Adrian的妈妈更加开心，因为自从有了这条小手链，Adrian就开始擦防晒乳液，或是戴上帽子才出门玩耍，并且还会严肃地告诉弟弟，紫外线是一种肉眼看不到的光线，长期暴晒会伤害皮肤，所以一定要小心保护自己！

通过有趣的动手实践，一些本来没有头绪的科学内容，会变得有趣而简单。诺贝尔物理奖获得者夏帕克（Georges Charpak）就曾表示，动手才能让科学扎根。阳光中的紫外线无色又无味，小朋友很难察觉到它的存在，通过这种特殊感光材料制作的白色小串珠，小朋友就可以"看到"紫外线了！

人们对于加州的第一印象是阳光普照。晴朗的天气最适宜户外活动，但是阳光中的紫外线却有可能伤害我们的身体，尤其是皮肤，引发皮肤病变甚至癌症。加拿大皮肤学协会指出，北美罹患皮肤癌的人数正以每年5%的速度迅速增长。圣地亚哥小学希望通过课堂教学和动手实践让小朋友了解看不到的紫外线会对皮肤造成伤害。

紫外线探测小手链

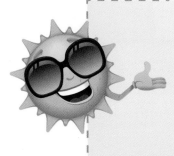

小朋友将小珠子按照自己的喜好串在一起，打个结，一条紫外线探测小手链就做好了。老师不会限制小朋友串珠的数量或形式。这条小手链的特别之处是这些小珠子，它们遇到紫外线会变色，紫外线越强，呈现的颜色就越鲜艳，可是一旦离开紫外线，它们又变回普通的白色塑料珠。这条手链除了作为装饰品，还是一个紫外线侦测器。紫外线的强弱让串珠呈现深浅不一的颜色变化，提醒小朋友紫外线正在照射着你，你的防晒工作做好了没有。

What Are You
从皮肤猜出我是谁

作者：王静

　　劳拉·伍德（Laura Wood）有着棕褐色的皮肤和卷曲的棕色头发，通过这些特点，同学们猜测她的祖先来自何方。这是 2010 年秋天的一个晚上，美国马里兰大学（University of Maryland）的学生做的一个游戏——"What are you?" 在这个游戏中，大家会对自己同学的外貌特征进行分析，猜测他 / 她属于哪一个人种。目前美国大学生中，混血人种比历史上任何时期都多。由于人口迁徙和不同种族间通婚，美国的人口结构正在发生转变。以劳拉为例，她的父母就分别是黑人和白人。美国皮尤研究中心（Pew Research Center）2008 年和 2009 年的调查数据表明，美国新婚夫妇中有 1/7 是不同种族间通婚。他们被称为"混血种人"，这一人群的人口数量正在快速增长。

　　不过，大部分美国人认为他们仅仅属于某一个人种。看一看美国总统奥巴马在 2010 年人口普查中如何回答他的种族归属：虽然他的妈妈是白人，爸爸是黑人，他可以同时选择两者，但他只勾了一个选项——黑人。

　　实际上，自第一批白人定居者与美国本土的印第安人有了后代之后，美国就有一定比例的人口是混血种人的了，不仅是黑色和白色，更多的色调正出现在美国人的皮肤上。这么多年来，有所改变的仅仅是美国人对混血种人的定义和计算。

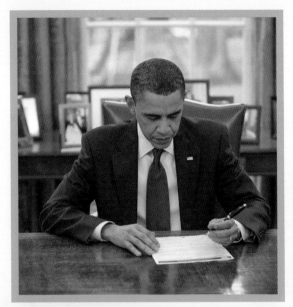

2010年3月29日，美国总统奥巴马在总统办公室填写美国2010年人口普查调查表。根据2010年底美国人口普查公布的数据，截至2010年4月1日，美国总人口为3.08亿，比2000年的2.814亿增长9.7%。几乎同时，中国也公布了最新人口普查数据，中国人口现为13.4亿，从2000年到2010年增长了5.8%

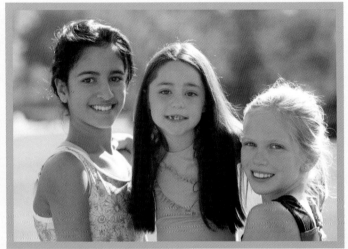

历史上的美国人口调查表

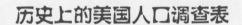

★1890年人口普查的选项包括1/4黑人血统者（祖父母和外祖父母中有一人为黑人）、1/8黑人血统者等。

★1930年人口普查的选项设计是所谓的"一滴血规则"（one-drop rule），也就是说只要你身体里流着一滴黑人的血液，那么你就是黑人。（这个条例把任何非洲人的后代都认定为黑人。同样地，那些印第安白人一般都被认定为印第安人。）

★20世纪70年代的人口普查希望美国人把自己划归为官方认定的种族里的某一个：华裔、日本裔、菲律宾裔、韩国裔或者其他。

★2000年之后的人口普查中，人们可以选择自己属于某一个或者多个人种。这种多人种的选择权是多年的抱怨和游说的成果。抱怨者一般是那些白人妈妈，她们拒绝自己混血孩子被贴上某一个人种的标签。2000年，有700万人（约占美国总人口的2.4%）认定自己不仅仅属于一个人种。

Skin and Culture
皮肤和文化

作者：瑞秋·萨瓦亚（Rachel Sawaya）
译者：钟亚辉

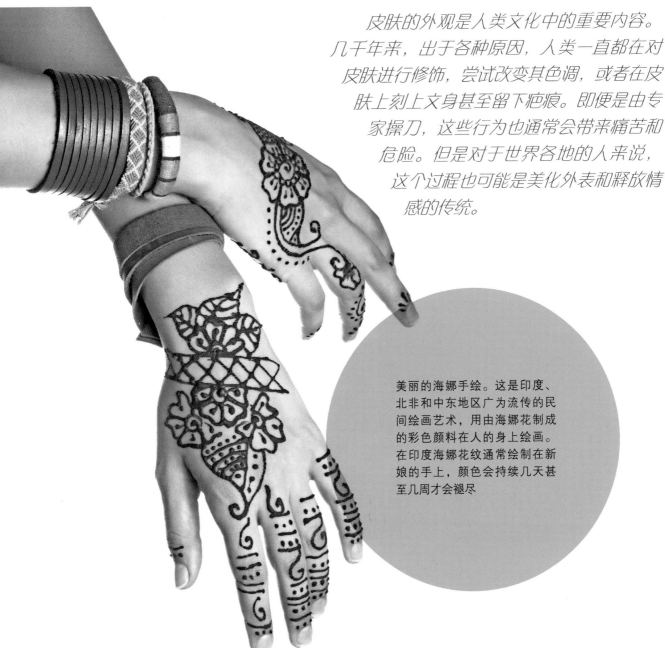

皮肤的外观是人类文化中的重要内容。几千年来，出于各种原因，人类一直都在对皮肤进行修饰，尝试改变其色调，或者在皮肤上刻上文身甚至留下疤痕。即便是由专家操刀，这些行为也通常会带来痛苦和危险。但是对于世界各地的人来说，这个过程也可能是美化外表和释放情感的传统。

美丽的海娜手绘。这是印度、北非和中东地区广为流传的民间绘画艺术，用由海娜花制成的彩色颜料在人的身上绘画。在印度海娜花纹通常绘制在新娘的手上，颜色会持续几天甚至几周才会褪尽

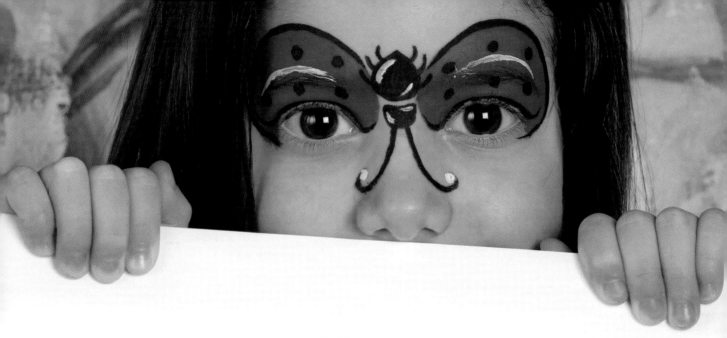

化妆品和身体彩绘

人类最早使用的化妆品要追溯到大约50000年前。考古挖掘出被颜料染过的贝壳，科学家认为，这些颜料曾被尼安德特人用作身体彩绘。这些黑、红、黄色的颜料是由粉末状的矿物制成。科学家相信，人类的祖先开始使用化妆品的时间跟他们的尼安德特人兄弟差不多，但由于年代久远，证据稀缺，关于我们古老的祖先是怎样对皮肤进行涂抹的，目前我们还尚无法得知。

在古埃及，为了美颜和护肤，无论男女都会使用化妆品。古埃及人通过将不同矿物与油脂混合，创造出不同色度的白、黑、绿、红色的化妆品。古埃及人使用的化妆品的成分还包括浆果、树皮、研磨的动物角和骨头、蜂蜡，甚至还有动物粪便。这些混合物可以用来涂脸蛋、嘴唇及眼睛。指甲花染料是一种以植物为基础的红色染料，常被用来涂在指甲上。尽管古埃及人已经早早领略到了化妆品的魅力，但同时也将化妆品用作其他用途。他们会在脸上涂上油脂以抵御阳光和寒风，医生会将眼妆作为药方开给病人以预防眼部疾病。某些化妆品也可能带有宗教含义，比如画里诸神的脸上经常是涂有颜色的。

化妆品常作为陪葬品埋入坟墓，因为古埃及人认为需要为死后的生活准备一些物品。这种行为以及大量的资料记录，使得如今的考古学家能够对6000多年前人们使用

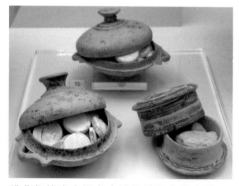

雅典凯拉米克斯考古博物馆展出的古埃及化妆品，出土自建于公元前5世纪的陵墓

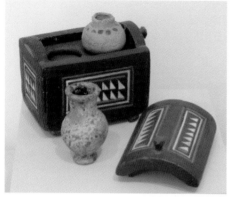

柏林埃及博物馆展出的古埃及化妆箱，来自公元前1400年

的化妆品了解颇多。很多文明中也有关于化妆品的记载，许多不同种类的化妆品随着人类历史的发展而日渐成熟。化妆墨是一种黑色粉末，在波斯常被用作眼影以突出眼睛，至今仍在中东地区及世界各地使用。在中国古代，指甲上涂的颜色代表着社会地位，金、银、红及黑色属于皇家专用色彩，而其他亮色则被社会上层人士使用。在日本及亚洲其他地方，曾有段时间流行涂黑牙齿和牙龈，当时的人们认为皮肤表面呈现亮黑色是极具吸引力的。世界上很多种族的人们会在举行庆典时用自然颜料对皮肤进行涂抹，打仗时则以此来威慑敌人。

肤色

从世界各地许多历史记载来看，很多地方用皮肤的颜色分别财富、地位及身份。虽然已经有许多种类的化妆品可以让肤色变深或者变浅，但是人们还是会追求更持久的改变。一般来说，人类皮肤暴露在紫外线下会变黑，历史上人们会试图阻止或者鼓励这种肤色的改变。

直至今天，在许多文化里，浅肤色仍然与财富和名望有关。原因大概是：在人类历史的许多时期，田野中劳作的人们肤色会更深，因此深肤色被视为贫穷和低阶层的象征。作为财富精英的身份认证，白皙的肤色成为大多数人的追求。有钱人会待在室内或者采取打伞、戴帽或者涂防晒霜的方式来保护皮肤不受阳光照射。而在现代社会的某些地区，这种趋势则被逆转，因为大多数人都在办公室或者工厂里上班，没有机会暴露在阳光下。在这些地区，通过度假或者人工日光

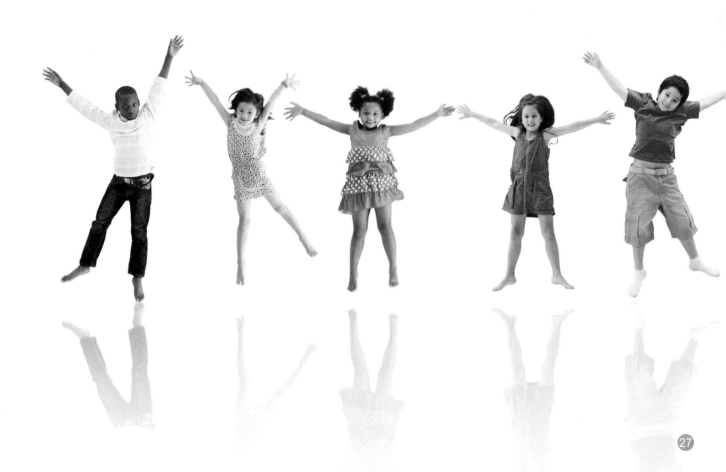

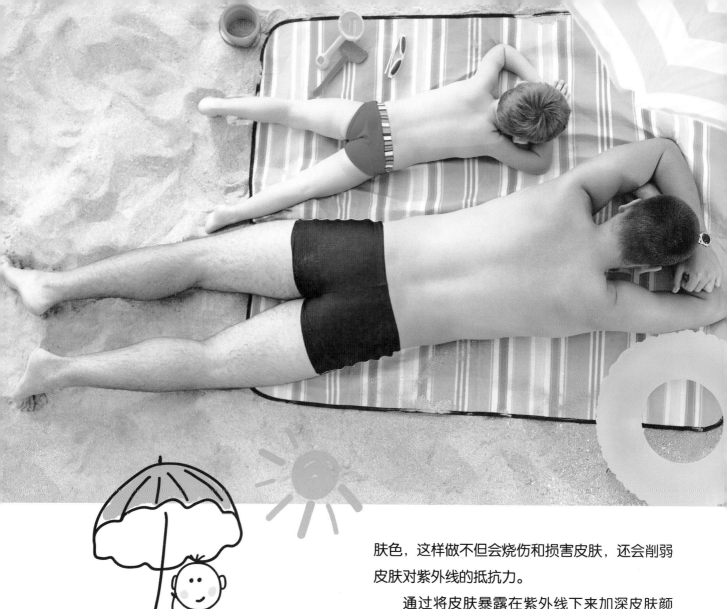

肤色，这样做不但会烧伤和损害皮肤，还会削弱皮肤对紫外线的抵抗力。

通过将皮肤暴露在紫外线下来加深皮肤颜色同样也是不可取的。这会损坏皮肤，例如导致晒伤，最终引发皮肤癌。适度晒太阳有利于促进维生素D的合成，但是接触紫外线过多或者过少都可能对人类健康造成危害。

文身

文身是将颜料注入皮肤，以留下永久的痕迹。这个过程可能会非常痛苦。从前由于缺乏科学的帮助，文身感染率很高，甚至致命。尽管如此，人类文身的历史还是很长。迄今为止，发现的最古老的文身是在一个南美木乃伊的上嘴唇上，图案为一撮稀疏的八字胡。据考证，这个文

浴获取的深肤色，则成为一种财富与身份的象征。

然而，不同文化对肤色深浅的偏好有差异，有些文化认为无论什么肤色都一样。

但是人为地改变肤色通常是有害的。在中世纪欧洲，贵族曾经用毒铅和砒霜制成面霜来亮白肌肤。现代人也会采取一些有害的方式来提亮

身历史长达约8000年。

另一个著名的带文身的木乃伊叫作冰人奥茨（Ötzi），于1991年在奥茨山脉的冰雪中被发现。在这具有5300年历史的冰尸的背上、一个膝盖后面以及脚踝处均布有细线状的文身。X光显示，奥茨的文身区域存在严重的骨折，科学家据此认为，这些文身可能是源自治伤的针刺疗法或者某种仪式。

在古埃及等地，文身有时作为医疗手段。但更多情况下，文身被看成是证明身份的一种方式，这既有正面也有负面意义。

比如在古代中国，犯人脸上通常被刺上文身（刺青），这样一眼就能识别出来。在古代的日本和印度，社会底层和某些职业的人出于同样的理由也被刺上文身。

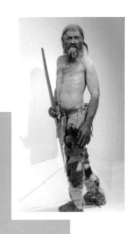

南蒂罗尔考古博物馆内展出的冰人奥茨复原模型，该博物馆位于意大利北部城市波尔扎诺

在另一些文化里，部落成员身上的文身则只是区分所属部落的简单方式。这种方式在今天仍旧存在，尤其是在非洲和南美的部分地区。

某些时候，文身被视为一种殊荣，需要通过努力获取。新西兰的毛利人会根据行为、技

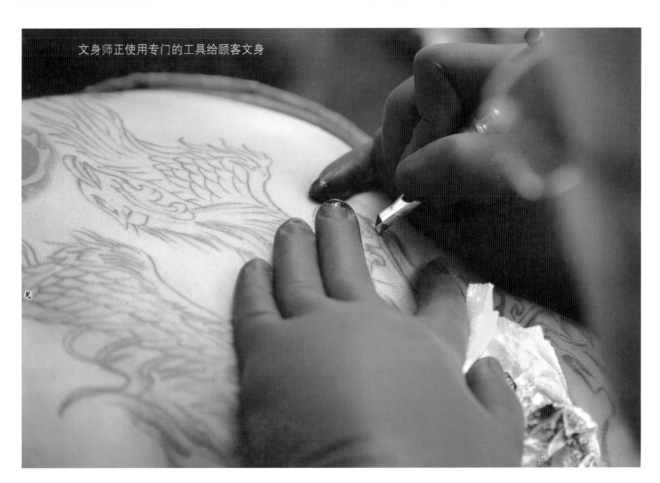

文身师正使用专门的工具给顾客文身

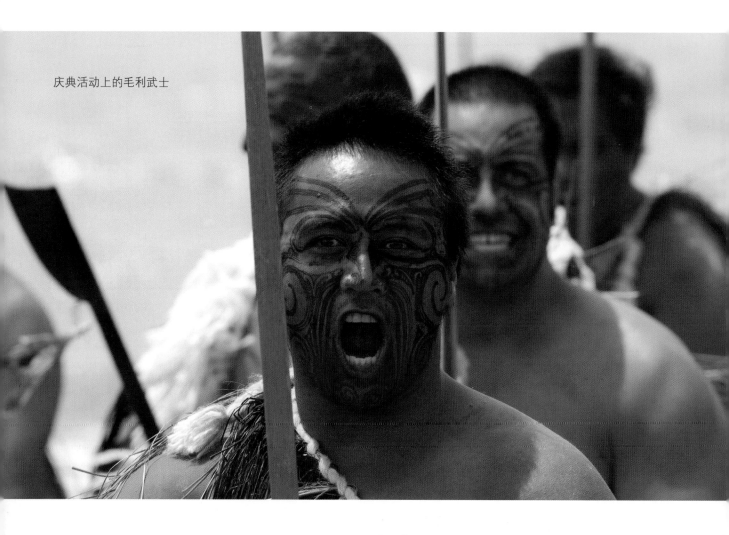

庆典活动上的毛利武士

能、部落和祖先的不同给男男女女都刺上不同的文身。比如，接生婆会将代表其职业的文身刺在皮肤上。在接受文身过程中能够忍住痛苦且毫不退缩，被认为是年轻人通过成年礼以及成为部落新成员的重要仪式上所必需的。面部文身的图案纷繁多样却又独一无二，部落首领会在他们内部的法律文件上画上类似自己文身的图案用来代替签名。

直到今天，文身依然非常流行，由专家使用医疗设备完成，相对安全。大多数文身仅仅是出于装饰的目的，但是一些帮派和其他团体仍然会将文身视为身份认同的标志。

刻痕

现在，大多数的文身是用针刺皮肤形成的，而传统的毛利人文身却不是这样。他们先用一个像凿子一样的刀片在皮肤上刻好图案，然后将墨水填进切开的凹处。这样一来，这个图案既是疤痕，也是文身。而在很多文化中会单独使用刻痕的方式在皮肤上留下永久的痕迹。这种方式在非洲最为常见。人类学家认为，这可能是因为对于肤色普遍较深的非洲族群，疤痕比文身更醒目。尽管这种行为正在逐渐减少，但是在某些地区，刻痕还是被用作区分部落、宗族的方式，或者是一种必经的仪式。刻意制造的疤痕可以表明一个妇女能够承受分娩的痛苦，或者证明一个男人在战场或者打猎过程中受伤之后可以幸存。

　　制造疤痕的方式有很多种，最为普遍的就是用刀或荆棘刻画，或者用烧红的金属烫伤皮肤以留下疤痕（称为烙印）。

　　历史上，烙印也曾被用作一种惩罚形式，或者用来标记奴隶。比如在1547年的英格兰，吉普赛人和流浪汉的胸口上就被烙上字母V以示区分。

　　在皮肤上刻痕有时候非常危险，不仅是因为这样会损坏皮肤，还因为有时为了制造一些独特的图案，会故意让伤口感染。尽管如此，刻痕仍然是一些文化的重要组成部分，如果由专业医学人员来操作的话，它的危险系数会大大降低。

　　数千年前，人们因为各种各样的原因修饰自己的皮肤，在现代社会仍然如此。尽管修饰皮肤通常危险而又痛苦，但它有着丰富的象征意义和深远的历史含义。很多文化今天仍然把修饰皮肤看成常事，认为它能让人变得更漂亮。看来，即便在将来，人们大概仍然会继续修饰他们的皮肤。

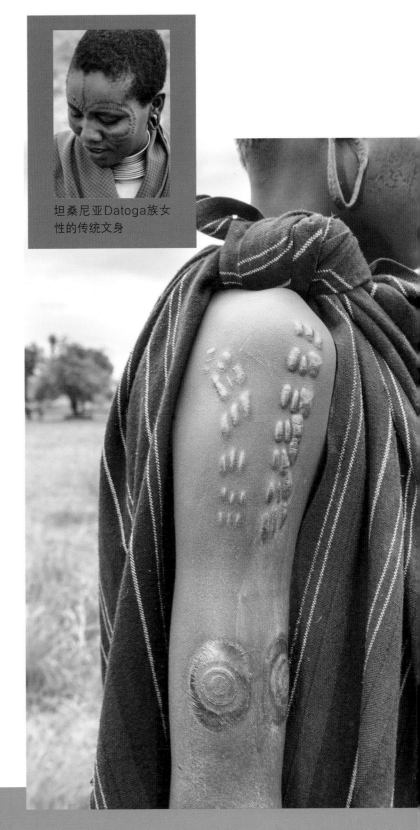

坦桑尼亚Datoga族女性的传统文身

埃塞俄比亚的穆尔西部落的传统文身

Read with Skin
用皮肤 "看" 的文字

作者：米丝迪

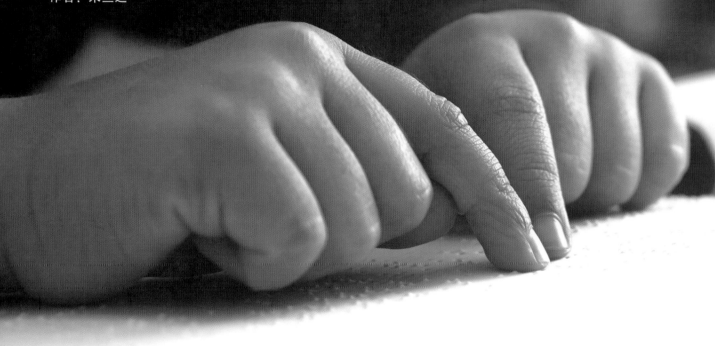

1952 年 6 月 22 日，法国巴黎举办了一场特殊的葬礼。葬礼伴随着成百上千的拐杖声，来自世界各地的盲人为一个叫路易斯·布莱叶的人送行。路易斯·布莱叶发明了盲文，可以说，他为盲人打开了知识的大门。而且，他也是一位盲人。

意外事故

1809 年 1 月 4 日，位于法国巴黎附近的库普雷镇（Coupvray），马鞍匠西蒙·瑞恩迎来了他的第三个孩子，取名路易斯·布莱叶。路易斯有一双漂亮的蓝眼睛和一头卷曲的金发，妈妈每天都带他在农场里玩耍，爸爸则总是在工作棚里干活，他似乎很痴迷这份工作。

虽然布莱叶一家并不富有，但他们通过努力工作，生活得很幸福。路易斯渐渐长大，他经常帮助妈妈整理菜园、拾鸡蛋，但是他更爱和爸爸一起在工作棚里做马鞍。爸爸切剪和缝合皮革的时候，路易斯就坐在旁边玩切剩的皮革，他着迷于这里的所有工具，时常鼓弄几下。

爸爸说过不让他玩这些可能带来危险的东西，就在 1812 年夏天，路易斯 3 岁的时候，意外发生了。那天，爸爸暂时离开了工作棚，路易斯拿起锥子，试图给皮革打洞，但因为皮革表面太滑，锥子直接刺向了他的一只眼睛。布莱恩的尖叫和痛哭引来了父母，他们马上送路易斯到附近的医院。由于当地的医疗条件有限，并没有治

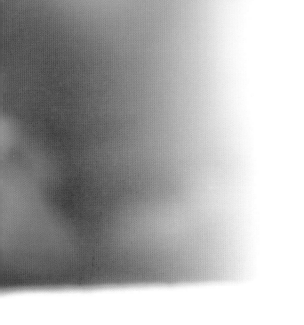

好他的眼睛。为了治疗，父母还带他找到了巴黎一位德高望重的医生，但他也没有治好路易斯的眼睛。由于感染，路易斯受伤的眼睛很快就看不见了，更糟糕的是，感染逐渐蔓延到了他的另一只眼睛，5岁时，路易斯的两只眼睛都看不见了！

路易斯成了盲人，这一悲剧无疑给家庭带来了重大的打击。在那个时代，如果你是盲人，家境又不富裕，就只能沦为乞丐。但路易斯的父母不这么认为，他们尽量让路易斯像正常人一样生活和学习。路易斯的爸爸给他做了手杖，让他在乡村小路中摸索，寻找方向。还在木板上用钉子组成字母，教路易斯认字，后来又送他到当地的小学学习。路易斯很聪明，学习也刻苦，打动了当地的老师和牧师。可是当时没有供盲童看的书，也没有办法教盲童写字，路易斯的学习还是遇到了阻碍。

一天，一名牧师敲响布莱叶家的大门，向路易斯父母提出一个惊人的建议：将路易斯送到阿于伊的学校上学。阿于伊在1784年开办了世界上第一所盲人学校，他为了证明盲人同样可以学习而倾尽所有，甚至发明了特殊的书，这种书有着凸起的大字，盲人可以用指尖来"阅读"。

但问题是，路易斯家没有钱。于是牧师找到全镇最有声望的人，请他给阿于伊的学校写了一封信。几个月后，路易斯得到了学校的奖学金。1819年2月5日，路易斯和爸爸一起坐上了邮政马车，目标是皇家失明青年学院。那年，路易斯只有10岁。

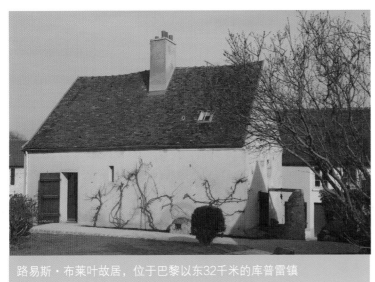

路易斯·布莱叶故居，位于巴黎以东32千米的库普雷镇

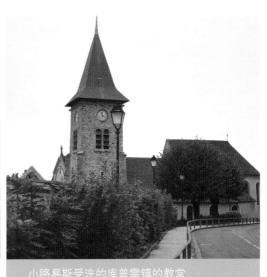

小路易斯受洗的库普雷镇的教堂

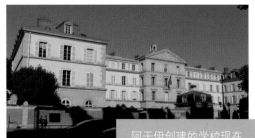

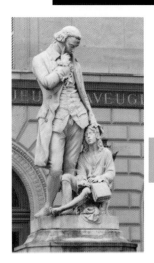

阿于伊创建的学校现在的名字是"国立失明青年学院"（INJA），就是图中这栋坐落在巴黎的漂亮建筑

学院内的阿于伊和盲童雕像

70号学生

让路易斯父子惊讶的是，这个学校看起来非常破旧，在法国大革命期间还暂被用作监狱。但这并没有阻碍路易斯在这里和同龄的盲人交流和学习。他被带到了寒冷潮湿的宿舍，用稻草铺成的床上放着一套校服，校服上有一个 70 号的胸章，这表明他是最优秀的孩子。

当时住在这所学校里的一共有 90 个孩子，60 个男孩，30 个女孩。他们不仅要忍受肮脏的卫生环境，表现不好时还要受到苛刻的惩罚。路易斯也会想家，想念家乡清新的空气和温暖的阳光，但他并没有松懈学习。很快，路易斯开朗随和的性格使他结交了很多的朋友，他们经常一起学习、工作、玩耍。

不久，路易斯发现图书馆只有 14 本盲人能看的书。这些书是阿于伊发明的，书中利用压花技术将字凸出来，当时的孩子很少能摸出这些浮出的字母，而且一本印刷好的书很重。

路易斯 12 岁的时候，认识了"夜码"。法国上尉查尔斯·巴比埃来到了路易斯的学校。他是位非常了不起的人，他到学校来展示他的发明——"夜码"。这是一种由 12 个凸起的点组成的编码，可以让军人在黑暗里发送和读取消息。这种代码对一般士兵来说很难掌握，所以并没有正式在军队运用，但路易斯却掌握了它，这可比阿于伊的盲文简单多了。

此后，路易斯开始用父亲的锥子发明他自己的凸点代码。在 15 岁那年，路易斯终于取得成功。这种代码系统现在命名为"布莱叶点字法"，它仅用 6 个凸点来组成每个相应的字母，巴比埃的"夜码"是用 12 个点来表示。6 点系统使人们通过手指的触摸就能识别字母并一次理解所有点所代表的意思，并不需要移动或重置等 12 点法中必需的步骤。路易斯的方法也具有众多优于阿于伊凸版印刷法的特点，最显著的优点即是人

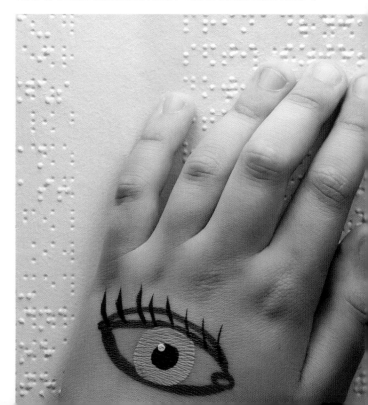

BRAILLE ALPHABET

们使用布莱叶点字法，既可读又可写，而且不仅有字母和数字，还有音符、数字符号和标点符号，这已经足够了！

路易斯迫不及待地想要把这个方法教给他的校友。返校后的几天内，朋友们都学会了这一方法，他们用指尖滑过自己写的词句，甚至谱曲，从此再也不需要别人帮他们写东西了。路易斯的点字盲文给他们带来了自由！

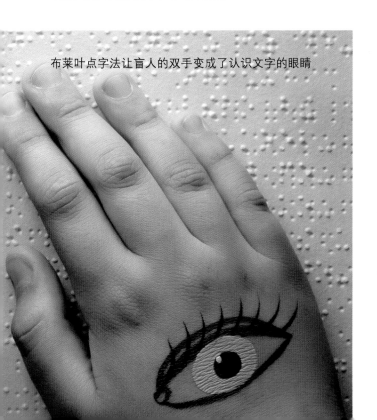

布莱叶点字法让盲人的双手变成了认识文字的眼睛

小心地学习点字法

路易斯马上告诉了当时学校的负责人平雅（Pignier）校长。为了证实他的办法快速便捷，路易斯尝试着让平雅校长读书，他来记录。他能够跟随平雅校长的语速记录，当校长读完，他也记录完。随后，他把记录的纸翻过来，摸着上面凹凸的小点开始朗读刚才校长读的书中的语句。平雅校长很吃惊，也很自豪。

1828 年，路易斯即将毕业，平雅校长聘请他当学校的老师，当时他只有 17 岁。24 岁时，路易斯成为正教授。路易斯的课堂总是座无虚席——他给予学生希望，让他们相信每一个人都可以为这个世界贡献一些有价值的东西。

1840 年，平雅校长卸任，接任者是杜夫（Dufau）老师。他很不喜欢路易斯的点字法，认为书上的小点不像实际的字母。他把关于路易斯点读法的书和资料或烧毁，或锁在柜子里，拿走了学生用于书写的锥子。

但没人听杜夫老师的话，学生们私下偷偷学习和使用路易斯所创的点字法。杜夫渐渐明白

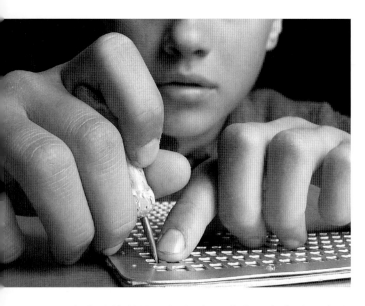

1952 年，路易斯逝世 100 周年，他的遗体被人们从出生地库普雷村带往巴黎，葬在法国英雄墓旁。而那双发明盲文的双手则留在了家乡，被小心地保存在墓地的大理石容器里。这双发明盲文的手，让盲人明白了，他们只有眼睛和普通人不同，心智和常人无异。

了点字法的价值，便做出了让步，点字法课本和书写重见天日。在接下来的 8 年里，路易斯继续当老师，他创造的点字法得以发扬光大。

一双伟大的手

不幸的是，路易斯从小就是体弱多病的孩子，成年后他的病情不断恶化，在 40 岁时不得不放弃了自己的教师职业，到疗养院治疗，直到 43 岁去世。

由于他的学生坚持使用布莱叶点字法，1854年，这种方法通过官方承认，很快传遍说法语的国家，继而在全世界传播开来，并于 1887 年被国际公认为正式盲文。为了纪念这位卓越的创造者，1895 年，人们将他的姓——布莱叶，作为盲文的国际通用名称。

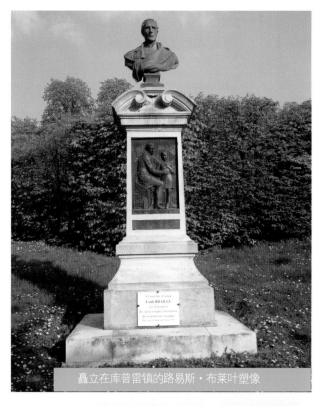

矗立在库普雷镇的路易斯·布莱叶塑像

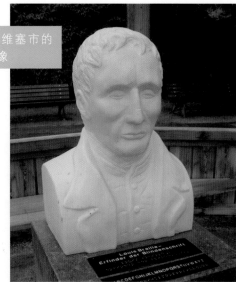

德国巴德维塞市的布莱叶雕像

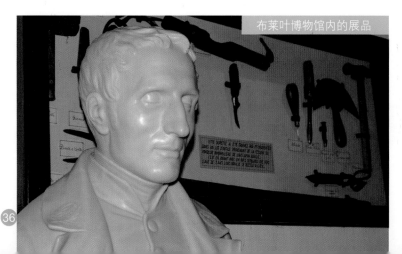

布莱叶博物馆内的展品

How to Protect Your Skin?
保护皮肤的法宝

作者：陈妍嘉

皮肤是人体的第一道防线，可以保护人体不受环境中种种细菌的感染，但大面积的烧伤、烫伤患者失去这道防线以后，各种细菌就很容易从伤口入侵。在台湾，许多小学都会针对烧伤、烫伤这项主题进行单元教学，有些学校会播放有关烧伤、烫伤的影片，有些则会以演习的方式让小朋友知道如何预防烧伤、烫伤。

台北市黎明国小每学期都会举办一场校内演习，低年级的同学扮演伤者，高年级的同学扮演救护人员、老师、医生等。演习的目的就是要让校内所有的同学对烧伤、烫伤有基本的认识和预防，并知道该怎么处理。演习结束后，老师会根据年级进一步讲解有关烧伤、烫伤的基本知识，还有对皮肤的影响。台北市黎明国小的演习教学方式是让小朋友通过实地操作，知道烧伤、烫伤后该怎么处理，皮肤才不会受到二次伤害。

安坑国小则是通过影片告诉小朋友，如果皮肤受到伤害，人体会受到什么影响。教学影片播放皮肤的结构图，并配合动画告诉小朋友皮肤受伤后的情形，让小朋友对保护皮肤有更深一层的认识。

皮肤对身体有保护、调节体温、感觉等作用，很多人都是在受伤后才知道皮肤的重要。学校正是希望通过介绍皮肤受伤后的处理方法，让小朋友们都了解保护皮肤的重要性。

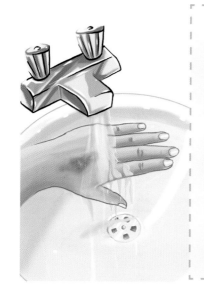

"如果不小心被烧伤、烫伤了，我知道要遵照紧急处理五步骤'冲、脱、泡、盖、送'来做。"五年级的小学生李欣仪说。

因为台湾艺人Selina被烧伤，所以小朋友听老师讲述烧伤和烫伤的预防方法时格外用心。

预防烧伤和烫伤只要注意一些生活中的细节，就可大大地降低烧伤和烫伤的风险。厨房、浴室、烤肉架、电器、机车排气管等都潜藏着烧伤和烫伤的危险。依照烧伤和烫伤侵害皮肤的程度可以区分为一度烧烫伤、二度烧烫伤与三度烧烫伤。一度烧烫伤：仅伤及表皮，皮肤会出现红、肿、痛的现象。二度烧烫伤：伤及全层表皮，皮肤会有水泡产生，严重者伤及真皮层，伤口愈合之后极容易留下疤痕。三度烧烫伤：已伤至表皮与真皮层，且皮肤组织已呈现坏死，并且失去痛觉，需接受植皮手术治疗。

What Are Fingerprints?
指纹是什么？

作者：王静

　　拿个放大镜观察自己的指肚，你可以看到很多圈圈和线条。这些皮肤表面突起的纹线就是指纹。用手指在水彩颜料里蘸一下，然后在一张白纸上轻轻按压……抬起手指，就能更清楚地看到你的指纹了，这可是你独一无二的签名哦！你留在纸上的印迹也有很多的圈圈和线条。拿个放大镜看，你会观察得更清楚。

指纹虽然人人皆有，但各不相同。仔细观察，你就可以发现，小小的指纹也分好几种类型：有同心圆或螺旋纹线，看上去像水中漩涡的，叫斗形纹；有的纹形是一边开口的，就像簸箕似的，叫箕形纹；有的纹形像弓一样，叫弓形纹。各人的指纹除了形状不同，纹线的多少、长短也不同。据说，现在还没有发现两个指纹完全相同的人，即便是同卵双胞胎也不例外。指纹在胎儿第三、四个月时便开始产生，到六个月左右就形成了。当婴儿长大成人，指纹也只不过放大增粗，它的纹样并不变。

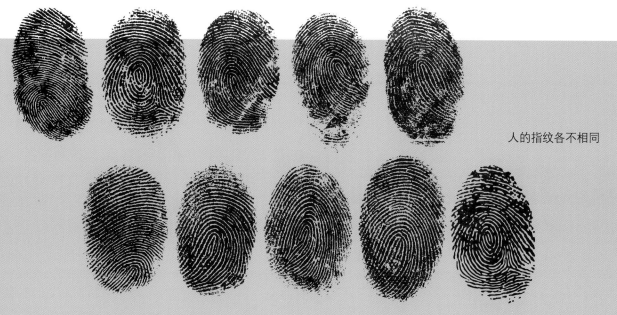

人的指纹各不相同

只有灵长类动物（人类、猴子和类人猿）才有指纹，那么指纹能派上什么用场呢？指纹由皮肤上的许多小颗粒排列组成，这些小颗粒感觉非常敏锐，只要用手触摸物体，就会立即把感觉到的冷、热、软、硬等各种"情报"通报给大脑这个司令部。然后，大脑根据这些"情报"，发号施令，指挥动作。指纹还具有增强皮肤摩擦的作用，使手指能紧紧地握住东西，不易滑掉。我们平时画图、写字、拿工具、做手工，那么得心应手，运用自如，这里面就有指纹的功劳。

中国人最早发现指纹因人而异。据史书记载，远在 3000 年前的西周，中国人已利用指纹来签文书、立契约了。非洲中部的一些原住民部落在 1000 年前也会利用指纹订立契约，不过他们不像中国人那样使用大拇指，而是用食指。

指纹应用于破案已经不是什么新鲜事了。由于人的手指皮肤有大量的汗腺和皮脂腺（想想你紧张或激动时手心里的汗），只要生命活动存在，就不断地有汗液、皮脂排出，有点像原子印章不断有油墨渗到印文表面，因此，只要手指接触到物体表面，就会像原子印章一样自动留下印痕。100 多年来，罪

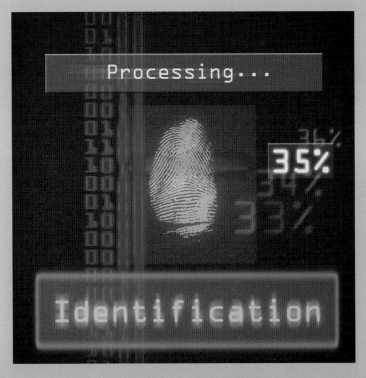

指纹识别系统正在扫描指纹信息

犯在犯案现场留下的指纹，成为警方追捕疑犯的重要线索。

除了能帮助警察破案，现在指纹的用处还有很多，比如指纹开锁、指纹打卡，指纹代替密码保护电脑，指纹支付，等等。设想你在超市里购物，不用带现金，也不用带信用卡，结账时只需用手指在指纹扫描仪上一按——当然，前提是你已经在超市电脑系统中注册了指纹和付款账号信息，应付的钱款会自动从指定账号里扣除。指纹的这些妙用都是基于同一个原因——它能准确无误地证明你是你，就像你随身携带绝对防伪的身份证一样！

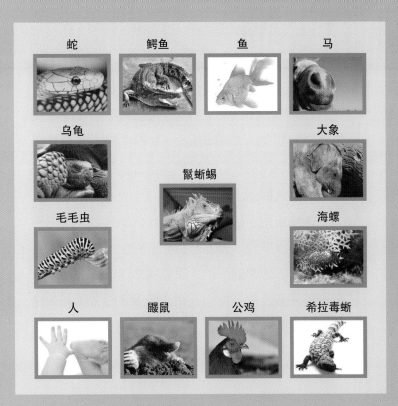

蛇	鳄鱼	鱼	马
乌龟		鬣蜥蜴	大象
毛毛虫			海螺
人	鼹鼠	公鸡	希拉毒蜥

第6~7页游戏中的皮肤你都猜出来了吗？
这里就是答案哦！

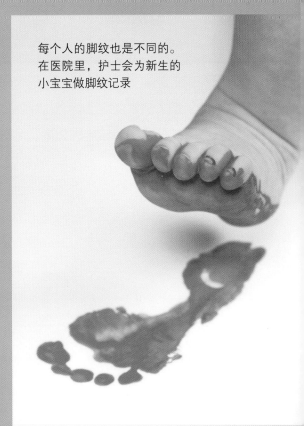

每个人的脚纹也是不同的。在医院里，护士会为新生的小宝宝做脚纹记录

Human Hair and ...
皮肤的附属物

作者：王静

你知道吗？大多数人的毛发数量比大猩猩或黑猩猩的要多！不可思议吧？一般人大约有2000万根毛发，为什么我们看起来并不像猩猩那么"毛茸茸"呢？那是因为我们的体毛比猿类动物的要短而且稀。

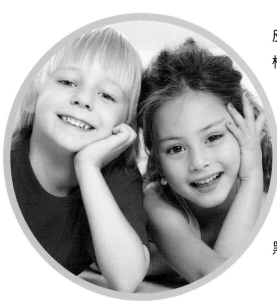

毛发是皮肤的附属物，人体的每一根毛发，均来源于表皮的凹陷处，即毛囊。毛囊是由皮肤转变而来的，它包围着毛根。毛根是毛发埋在皮肤内的部分，露出皮肤表面的部分叫作毛干。

人体皮肤的表面大部分都生长着毛发，其中最长、最明显的就是头发。不同种族的人头发的颜色也不同。一般来说，白种人的头发多数是棕色或淡黄色；黑种人的头发多数是深褐色；黄种人以黑色头发较多，但也有深浅的不同。头发的天然形状差别也较明显，白种人多数是波状发，黑种人多数是卷曲发，黄种人多数为直发。

猩猩那样的猿类动物毛发总数要比人类少，但它们的体毛却远比人类的要长得多、浓密得多。猩猩生活在热带雨林地区，长长的体毛可使雨水沿着它们的身体流下来

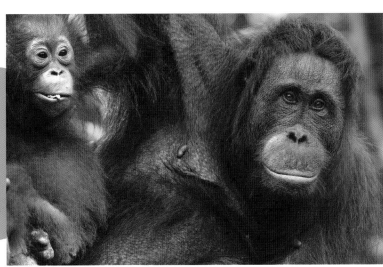

头发为什么会不同？

头发类型取决于毛囊的大小和形状。如果你的毛囊比较大，头发就会浓密厚重；而如果你的毛囊比较小，头发就会稀松飘逸。

毛囊形状决定一个人的头发是直发还是卷发，以及头发有多直、多卷曲。圆形的毛囊长出的是直发，椭圆形的毛囊长出的头发有些波浪状的卷曲，细长得像一条缝似的毛囊长出的是螺旋形的卷发。

你头发的颜色大多与父母的或者祖父母的相同。头发可以是深颜色、棕色、红色、金色，或者是任何中间色。同时，你的肤色跟头发的颜色也是相配的。比如说，黄种人和黑种人的头发绝大多数为黑色，而白种人的头发则有多种颜色，这是由头发内黑色素分布的数量不同所致。

头发的寿命

头发也是有寿命的。我们每天大约会脱掉 100 根头发，同时会在头皮的不同部位长出 100 根新头发。发根是头发唯一有生命的部位，它位于毛囊的小坑里。毛囊中的细胞会繁殖、充入硬角质。众多细胞会结合在一起形成一个杆，附在发根上，然后这些细胞很快死亡。这一过程使得毛发的其他部分（毛干）慢慢向上长。头发和体毛以不同的速度生长到一定阶段，然后脱落。每个毛囊要酝酿 6 个月才会长出新的头发。头发的生长就是这样一个周而

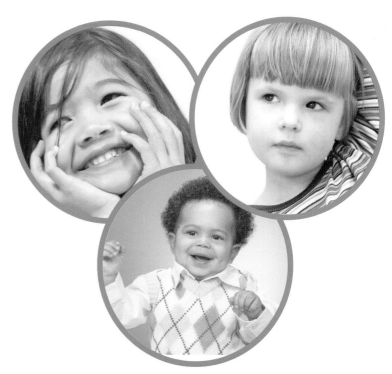

复始的过程。

有的人为了让自己看起来漂亮时髦，会在头发上大做文章。他们会去烫发、给头发染色或是做出新的造型。头发还有其他的用途：它会保护我们远离寒冷和炎热，保护我们不受紫外线伤害；有时，蓬松的头发还可以帮助我们减轻头部受到的外力撞击。

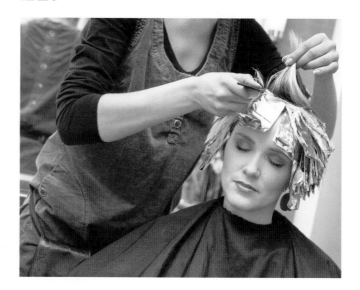

与头发有关的数字

金色头发的人头发数量最多，大约有 13 万根。

其他发色的人头发数量则略少一些：棕色头发的人约有 11 万根头发，黑色头发的人约有 10 万根头发，红色或姜黄色头发的人约有 9 万根头发。

头发的寿命可达 5 年之久，而眉毛或者眼睫毛短短 10 周后就会脱落。

头发每周长 2 毫米左右。颜色较浅、较细的头发比颜色较深、较粗的头发生长要慢一些。同一个人的头发，白天比夜晚长得快，夏季比冬季长得快。

每天脱落的头发一般不超过 100 根。

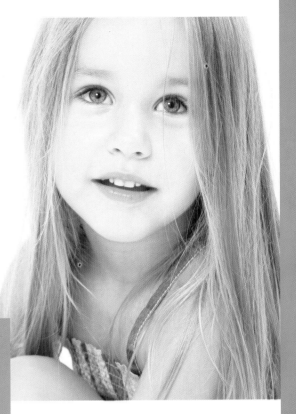

指（趾）甲

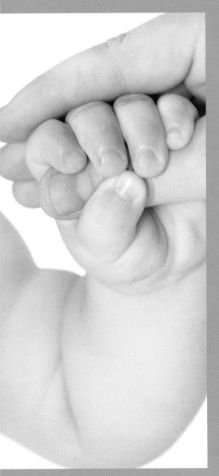

手指甲和脚趾甲也是皮肤的附属物，它们是从甲底根部长出来的。指（趾）甲从指（趾）甲底层（甲床）慢慢朝着外面移动，这就是指（趾）甲生长的过程。像头发一样，指（趾）甲也是由坚硬的蛋白角质组成。手指甲就像"盾牌"一样，可以对软软、肉肉的指尖形成保护，保护指尖不受过度的压力。有了指甲，我们就可以按压或者捡起一些小物体，手指触觉的敏感性也增强了，就可以更精确地做动作。不信，试试挠痒痒时别用指甲，效果如何？当我们感觉脚趾头受到来自地面的压力时，脚趾甲还可以帮助我们保持平衡。甲床及甲底根部有着丰富的血管，为指甲再生提供了丰富的营养。所以最好不要咬指甲哦！

力量和作用

头发韧性非常好，拉力比同样粗细的钢丝要强很多。试着拉断一根长长的头发，然后再试着拉断一根棉线——这可比一根头发要粗 100 倍！将二者的拉力对比一下，你觉得哪个韧性更好？

头发如皮肤一样，也可以反映人的健康状况。如果一个人头发稀疏、脆弱且生长缓慢，说明他可能营养不良或者罹患全身性的疾病。

另外，头发也是侦探的得力助手！由于头发上往往会留下一个人摄入毒药（比如汞或砒霜）的痕迹，所以侦探就可以用头发来协助破案。

The Ugliest
最丑的人

作者：乔伊·德利恩（Joey DeLeen）
译者：何斐
绘者：骆玫

我是世界上最丑的女孩，但我不在乎。

"'女王'来了。"我拖着脚，走上通往校园的人行道时，莱斯特大声叫道。我真名叫伊丽莎白，跟英国女王一样。莱斯特自以为有趣，此时，就像平时每个早上一样，他正在学校铁铸大门前晃悠。

"'女王陛下'驾到，"莱斯特虚张声势地说，"你有发胶吗？这东西你确实用得上。"他从鼻子里发出咯咯的笑声，像一只狒狒一样。他身上有一股浓烈的味道，头发总是油腻腻地贴在头皮上。

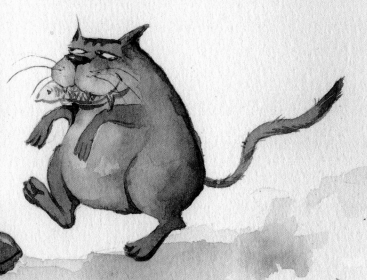

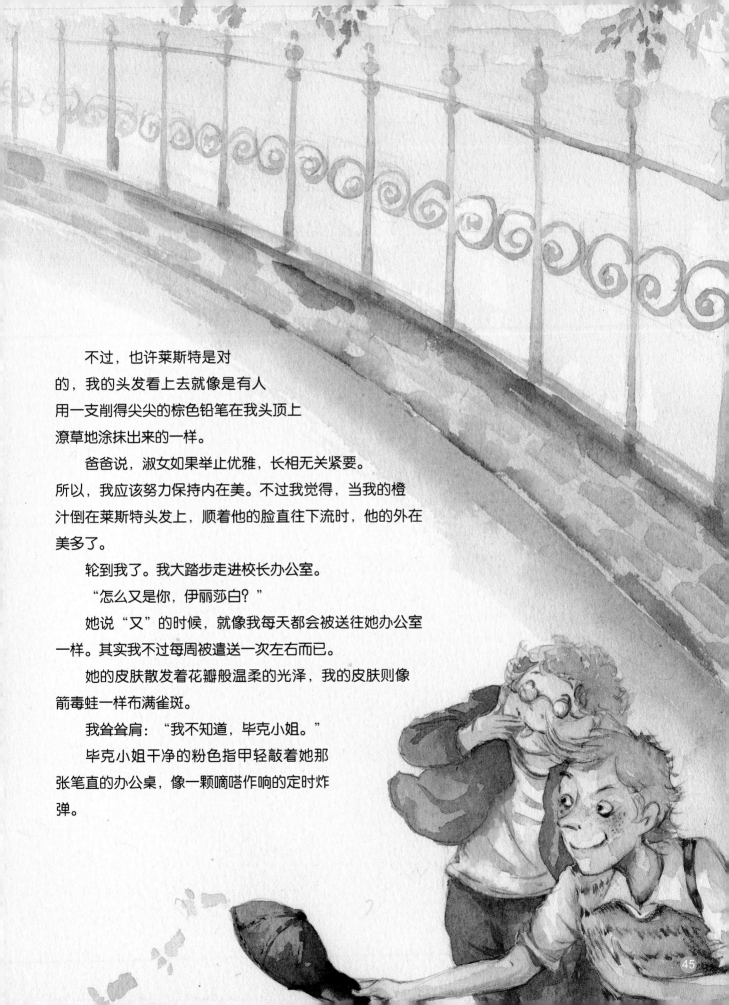

不过，也许莱斯特是对
的，我的头发看上去就像是有人
用一支削得尖尖的棕色铅笔在我头顶上
潦草地涂抹出来的一样。

爸爸说，淑女如果举止优雅，长相无关紧要。
所以，我应该努力保持内在美。不过我觉得，当我的橙
汁倒在莱斯特头发上，顺着他的脸直往下流时，他的外在
美多了。

轮到我了。我大踏步走进校长办公室。

"怎么又是你，伊丽莎白？"

她说"又"的时候，就像我每天都会被送往她办公室
一样。其实我不过每周被遣送一次左右而已。

她的皮肤散发着花瓣般温柔的光泽，我的皮肤则像
箭毒蛙一样布满雀斑。

我耸耸肩："我不知道，毕克小姐。"

毕克小姐干净的粉色指甲轻敲着她那
张笔直的办公桌，像一颗嘀嗒作响的定时炸
弹。

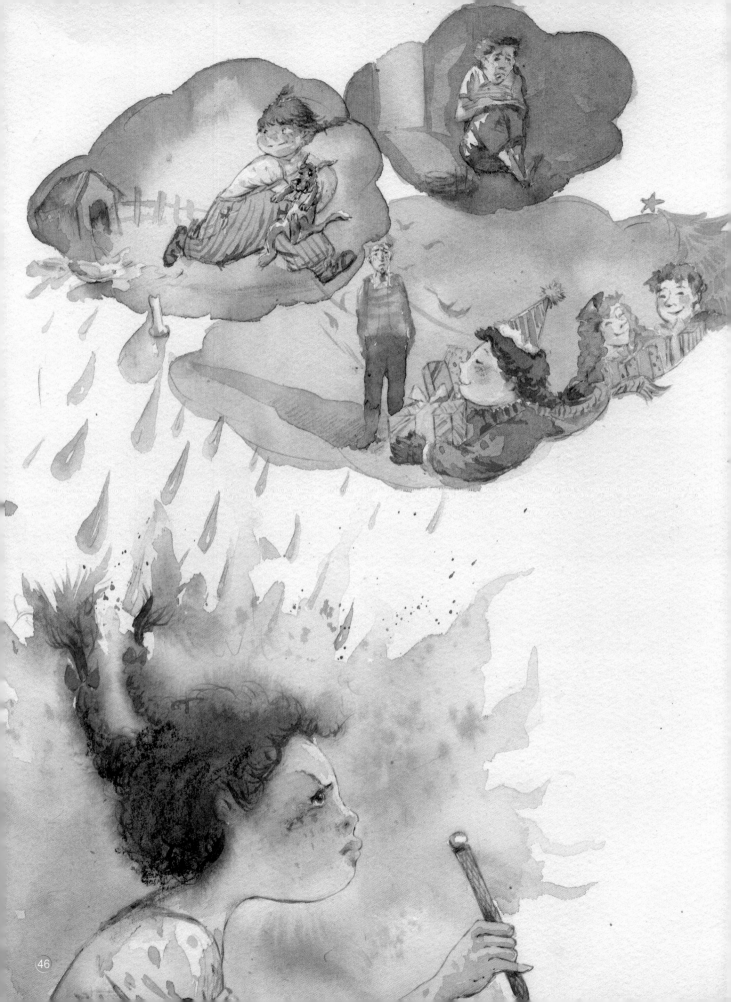

"好吧，从今天开始，到周末为止，放学后你都留下来仔细想，也许你就能知道了。"

"噢，毕克小姐……是他先挑的头。"

"是的，不过是你接了他的茬，伊丽莎白。"

我的门牙之间有一道很大的缝隙，爸爸认为那个缝隙像一个投币口一样，可以往里投硬币。可这个星期我大概连一枚硬币也得不到了，因为只要被罚留校，我的零用钱就没了。

留校的时间是一个小时，看到莱斯特也在那里，我心里涌起一阵恶意的快感。我尽可能坐在离他远点的地方，按规定我们现在得做家庭作业。

"喂，'女王'。喂，你最近洗过澡吗？你该找个时间试试。"

我气得咬牙切齿，没搭理他。我搞不懂，老师是不是耳朵聋了。莱斯特这臭小子就不能干点好事吗？

"'女王'，喂……臭丫头！我在这里都能闻到你身上的味道，臭死了！"

我脸一红，雀斑更引人注目了，就像火炉里迸射出的火星。我用铅笔狠狠地在桌子上戳着，谋划着怎样对付莱斯特，真真切切地让他难过——比如偷走他的狗，或者让他永远收不到圣诞礼物，或者甚至让他认为自己是被收养的。他以为自己很有趣。

"莱斯特，你又给自己多加了一个星期的课后留校，"老师终于开口了，"如果我再听到你吱一声，就增加到三个星期。"

这点惩罚对于莱斯特根本不够，但我真的很想下周可以拿到自己的零用钱。

第二天，我赶在那只"狒狒"爬上学校大门之前来到学校，这样就不会在下午留校前见到他了。他跟我在同一年级，但不同班，我们称他们班为"包菜班"。我相信莱斯特在班上也没什么朋友，谁会愿意跟他交朋友呢？

我先到的留校室，径直坐到了最后面，但莱斯特晃晃悠悠走进来的时候，老师让我们紧挨着坐在前排，因为教室里只有我们两个人。莱斯特冲着我笑，但我懒得理他。瞧他那副狡猾的样子，让他自己笑给自己看好了。

"'女王'真丑——陋——，她怎么那么丑——陋——"莱斯特好像觉得自己可以当个歌手。老师一不留神，他就不停地戳我的肋骨。棕色铅笔正在我脑海里勾勒出风暴前的乌云。

真是忍无可忍了。于是我就给了他点颜色瞧瞧，让他有点别的内容可唱！

这事发生以后，老师让我们面对面分坐在前排两端，我们默默地做着功课。

接下来的一天，课后留校的学生依然只有我和莱斯特。看管我们的老师肯定是闷坏了，所以，他想出了一个名副其实的馊主意，他让我们开始受罚前，先列举几项各自的优点。

"英尼斯先生，我真的得写作业了。"我心烦的时候，感觉就像有一群带刺的小甲虫在我全身上下跳舞，它们的脚尖尖的。我咬着自己的指甲。

"别咬指甲，伊丽莎白。如果实在不行，你也可以把要说的话写下来。"

我咬着笔头坐在那儿，足足有十分钟，小甲虫踮着脚尖，继续在我身上跳迪斯科。

此时我能想到的，只有我在梳理自己乱糟糟、乱糟糟的头发时，那雨点般掉落到肩膀上的头皮屑；还有我味道难闻的旧运动鞋和破烂的牛仔裤；另外，我还记得昨天，我将莱斯特揍了一顿之后，他嘟嚷着嘴唇，搓着自己的手臂。他那副样子实在沮丧。

我身上有什么让人喜欢的地方？

最后，我写道：我不在意自己是世界上最丑陋的女孩。老师看到这句话，皱了皱眉头。

"很好，伊丽莎白，"他说，"我希望你说出来，对着全班同学大声地说。"

"这里没有全班同学，英尼斯先生，只有他。"我很确定，我能听见莱斯特心里在窃笑。不过，他没吱声。

"说吧，伊丽莎白。待会儿就轮到莱斯特了。"

我飞快地把那句话说完，然后坐下来。我浑身不自在，那些甲虫肯定正玩得非常开心。

"好。莱斯特，你觉得她说得怎样？"

"这话真蠢，英尼斯先生。"莱斯特轻蔑地说，"她其实没那么丑。我比她丑多了。"

我瞪着他。"你才不呢，笨蛋！"我不明白，他为什么要和我争。毫无疑问，在所有人中，莱斯特是最清楚我有多么丑的，他每天都取笑我。他那么做，难道有别的什么理由吗？

也许，他只不过在每件事情上都想争当极致，即便是长得丑这件事也不例外。不过，我可不打算就这样让他赢。"我头发乱糟糟，全身长满雀斑，而且……"

"那又怎样？"莱斯特耸耸肩。"雀斑谁不喜欢啊？我又瘦又矮，头发油腻腻的。"这些话，他好像挺费劲才说出了口，"这才糟糕呢。"

"我很胖，牙齿还长歪了……"我站了起来，喊声传遍屋子。我知道他只不过是想激怒我，他平时就常这么做。我忍无可忍。

"你以为你的牙齿那样就算歪啊，看看我的！"他朝我露出他的牙。他没说错，他的牙齿看起来就像有人蒙上眼睛随便丢在他嘴巴里似的。

我闭上自己那张有些小牙缝的嘴巴，坐了下来。"好吧。"我把我那又粗又短、长满青蛙斑点的手臂抱在胸前，说，"那就算你是世界上最丑的人好了。"

莱斯特盯着我，嘴巴抽搐着，他眼里的表情我一开始不太能懂，不过后来，我想起我刚才说的话。难道，我们真的是在为到底谁是最丑的人而较劲吗？

我回瞪着他好一会儿……接着，我们俩忍不住大笑起来，笑声从我嗓子里咕嘟咕嘟地飞涌出来，我都快喘不过气来了，脸涨得通红，可我不在乎，真的不在乎。

莱斯特的脸也红了。

"'女王'，"他喘了口气，说，"我一点也不觉得你长得难看啊。"

我知道他在撒谎，他是一个彻头彻尾的骗子，但我不在乎。他对我笑着，他说得对，他也许是最丑的人。

不过，丑，也没什么大不了的。

等我们俩擦干眼睛，老师说："好了，莱斯特，到你了。"

莱斯特站起来，咧着嘴对我笑了。我想，也许，他明天会等在大门口；也许，我不再介意他会不会这么做了。

"有时，"他说，眼泪还没干，眼睛像生鸡蛋一样湿乎乎的，歪歪扭扭的牙齿一览无余，"只是偶尔有时候，我能让人开怀大笑。"